中医历代名家学术研究丛书

主编 潘桂娟

雷丰

Academic Research Series of Famous
Doctors of Traditional Chinese
Medicine through the Ages

"十三五"国家重点图书出版规划项目

李董男 编著

U0334949

中国中医药出版社

·北 京·

图书在版编目（CIP）数据

中医历代名家学术研究丛书．雷丰／潘桂娟主编；李董男编著．
—北京：中国中医药出版社，2017.9
ISBN 978-7-5132-4329-2

Ⅰ．①中… Ⅱ．①潘… ②李… Ⅲ．①中医临床—经验—
中国—清代 Ⅳ．① R249.52

中国版本图书馆 CIP 数据核字（2017）第 162441 号

中国中医药出版社出版

北京市朝阳区北三环东路 28 号易亨大厦 16 层
邮政编码　100013
传真　010 64405750
河北新华第二印刷有限责任公司印刷
各地新华书店经销

开本 880×1230　1/32　印张 7　字数 179 千字
2017 年 9 月第 1 版　2017 年 9 月第 1 次印刷
书号　ISBN 978－7－5132－4329－2

定价　45.00 元
网址　www.cptcm.com

社 长 热 线　010-64405720
购 书 热 线　010-89535836
侵 权 打 假　010-64405753

微信服务号　zgzyycbs
微商城网址　https://kdt.im/LIdUGr
官 方 微 博　http://e.weibo.com/cptcm
天猫旗舰店网址　https://zgzyycbs.tmall.com

如有印装质量问题请与本社出版部联系（010 64405510）
版权专有　侵权必究

2005 年度国家"973"计划课题"中医理论体系框架结构与内涵研究"（编号：2005CB532503）

2009 年度科技部基础性工作专项重点项目"中医药古籍与方志的文献整理"（编号：2009FY120300）子课题"古代医家学术思想与诊疗经验研究"

2013 年度国家"973"计划项目"中医理论体系框架结构研究"（编号：2013CB532000）

国家中医药管理局重点研究室"中医理论体系结构与内涵研究室"建设规划

"十三五"国家重点图书、音像、电子出版物出版规划（医药卫生）

项目来源及国家重点图书出版计划

前言

中医理论肇始于《黄帝内经》《难经》，本草学探源于《神农本草经》，辨证论治及方剂学发轫于《伤寒杂病论》。在此基础上，历代医家结合自身的思考与实践，提出独具特色的真知灼见，不断革故鼎新，充实完善，使得中医药学具有系统的知识体系结构、丰富的原创理论内涵、显著的临床诊治疗效、深邃的中国哲学背景和特有的话语表达方式。历代医家本身就是"活"的学术载体，他们刻意研精，探微索隐，华叶递荣，日新其用。因此，中医药学发展的历史进程，始终呈现出一派继承不泥古、发扬不离宗的繁荣景象。

中国中医科学院中医基础理论研究所，自 2008 年起相继依托 2005 年度国家"973"计划课题"中医学理论体系框架结构与内涵研究"、2009 年度科技部基础性工作专项重点项目"中医药古籍与方志的文献整理"子课题"古代医家学术思想与诊疗经验研究"、2013 年度国家"973"计划项目"中医理论体系框架结构研究"，以及国家中医药管理局重点研究室"中医理论体系结构与内涵研究室"建设规划，联合北京中医药大学等 16 所高等院校及科研和医疗机构的专家、学者，选取历代具有代表性或学术特色突出的医家，系统地阐释与解析其代表性学术思想和诊疗经验，旨在发掘与传承、丰富与完善中医理论体系，为提升中医师理论水平和临床实践能力和水平提供参考和借鉴。本套丛书即是此系列研究阶段性成果总结而成。

综观历史，凡能称之为"大医"者，大都博览群书，学问淹博赅洽，集百家之言，成一家之长。因此，我们以每位医家独立成书，尽可能尊重原著，进行总结、提炼和阐发。此外，本丛书的另一个特点是，将医家特色学术观点与临床实践相印证，尽可能选择一些典型医案，用以说明理论的实践价值，便于临床施用。本丛书现已列入《"十三五"国家重点图书、音像、电子出版物出版规划》中的"医药卫生"重点图书出版计划，并将于"十三五"期间完成此项出版计划，拟收载历代102名中医名家，总字数约1600万。

丛书各分册作者，有中医基础学科和临床学科的资深专家、国家及行业重点学科带头人，也有中青年教师、科研人员和临床医师中的学术骨干，分别来自全国高等中医院校、科研机构和临床单位。从学科分布来看，涉及中医基础理论、中医各家学说、中医医史文献、中医经典及中医临床基础、中医临床各学科。全体作者以对中医药事业的拳拳之心，共同努力和无私奉献，历经数年成就了这份艰巨的工作，以实际行动切实履行了传承、运用、发展中医药学术的重大使命。

在完成上述科研项目及丛书撰写、统稿与审订的过程中，研究团队暨编委会和审订委员会全体成员，精益求精之心始终如一。在上述科研项目负责人、丛书总主编、中国中医科学院中医基础理论研究所潘桂娟研究员主持下，由常务副主编张宇鹏副研究员、陈曦副研究员及各分题负责人——翟双庆教授、刘桂荣教授、郑洪新教授、邢玉瑞教授、钱会南教授、马淑然教授、文颖娟教授、陆翔教授、杨卫彬研究员、崔为教授、柳亚平副教授、江泳副教授、王静波博士等，以及医史文献专家张效霞副教授，分别承担或参与了团队的组织和协调，课题任务书和丛书编写体例的起草、修订和具体组织实施，各单位课题研究任务的落实和分册文稿编写和审订等工作。编委会还多次组织工作会议和继续教育项目培训，组织审订委员会专家复审和修订；最终由总主编逐册复审、修订、统稿并组织作者再次修订各分册文稿。自2015年6月开始，编委会将丛书各分册文稿陆续提交中国中医药出版社，拟于2019年12月之前按计划完成本套丛书的出版。

2016年3月，国家中医药管理局颁布了《关于加强中医理论传承创新的若干意见》，指出"加强对传承脉络清晰、理论特色鲜明的古代医家的学术思想研究，深入研究中医对生命、健康与疾病认知理论，系统总结中医养生保健、防病治病理论精华，提升中医理论指导临床实践和产品研发的能力，切实传承中医生命观、健康观、疾病观和预防治疗观"。上述项目研究及丛书的编写，是研究团队对国家层面"加强中医理论传承与创新"号召的积极响应，体现了当代中医学人敢于担当的勇气和矢志不渝的追求！通过此项全国协作的系统工程，凝聚了中医医史、文献、理论、临床研究的专门人才，培育了一支专业化的学术队伍。

在此衷心感谢中国中医科学院及其所属中医基础理论

研究所、中医药信息研究所、研究生院，以及北京中医药大学、陕西中医药大学、山东中医药大学、云南中医学院、安徽中医药大学、辽宁中医药大学、浙江中医药大学、成都中医药大学、湖南中医药大学、长春中医药大学、黑龙江中医药大学、南京中医药大学、河北中医学院、贵阳中医药大学、中日友好医院等16家科研、教学、医疗单位，对此项工作的大力支持！衷心感谢中国中医药出版社有关领导及华中健编审、伊丽萦博士及全体编校人员对丛书编写及出版的大力支持！

本丛书即将付梓之际，百余名作者感慨万千！希望广大读者透过本丛书，能够概要纵览中医药学术发展之历史脉络，撷取中医理论之精华，传承千载临床之经验，为中医药学术的振兴和人类卫生保健事业做出应有的贡献！

由于种种原因，书中难免有疏漏之处，敬请读者不吝批评指正，以促进本丛书不断修订和完善，共同推进中医药学术的继承与发扬！

《中医历代名家学术研究丛书》编委会

2016年9月

凡例

一、本套丛书选取的医家，均为历代具有代表性或特色学术思想与临床经验的名家，包括汉代至晋唐医家 6 名、宋金元医家 18 名、明代医家 25 名、清代医家 46 名、民国医家 7 名，总计 102 名。每位医家独立成册，旨在对医家学术思想与诊疗经验等内容进行较为详尽的总结阐发，并进行精要论述。

二、丛书的编写，本着历史、文献、理论研究有机结合的原则，全面解读、系统梳理和深入研究医家原著，适当参考古今有关该医家的各类文献资料，对医家学术思想和诊疗经验，加以发掘、梳理、提炼、升华、概括，将其中具有理论意义、实践价值的独特内容阐发出来。

三、丛书在总体框架上，要求结构合理、层次清晰；在内容阐述上，要求概念正确、表述规范，持论公允、论证充分，观点明确、言之有据；在分册体量上，鉴于每个医家的具体情况不同，总体要求控制在 10 万～20 万字。

四、丛书每一分册的正文结构，分为"生平概述""著作简介""学术思想""临证经验"与"后世影响"五个独立的内容范畴。各分册将拟论述的内容按照逻辑与次序，分门别类地纳入以上五个内容范畴之中。

五、"生平概述"部分，主要包括医家姓名字号、生卒年代、籍贯等基本信息，时代背景、从医经历以及相关问题的考辨等。

六、"著作简介"部分，逐一介绍医家的著作名称（包括现存、已经亡佚又经后人辑复的著作）、卷数、成书年代、主要内容、学术价值等。

七、"学术思想"部分，分为"学术渊源"与"学术特色"两部分进行论述。前者重在阐述医家之家传、师承、私淑（中医经典或前代医家思想对其影响）关系，重点发掘医家学术思想的历史传承与学术渊源；后者主要从独特的学术见解、学术成就、学术特点等方面，总结医家的主要学术思想特色。

八、"临证经验"部分，重点考察和论述医家学术著作中的医案、医论、医话，并有选择地收集历代杂文笔记、地方志等材料，从中提炼整理医家临床诊疗的思路与特色，发掘、总结其独到的诊治方法。此外，还根据医家不同情况，以适当方式选录部分反映医家学术思想与临证特色的医案。

九、"后世影响"部分，主要包括"学术影响与历代评价""学派传承（学术传承）""后世发挥"和"国外流传"等内容。其中，对医家的总体评价，重视和体现学术界共识和主流观点，在此基础上，有理有据地阐明新见解。

十、附以"参考文献"，标示引用著作名称及版本。同时，分册编写过程中涉及的期刊与学位论文，以及未经引用但能体现一定研究水准的期刊与学位论文也一并列出，以充分体现对该医家研究的整体状况。

十一、附以丛书全部医家名录，依照年代时间先后排列，以便查检。

十二、丛书正文标点符号使用，依据《中华人民共和国国家标准标点符号用法》（GB/T 15834-2011）。医家原书中出现的俗字、异体字等一律改为简化正体字，个别不能对应简化字的繁体字酌予保留。

《中医历代名家学术研究丛书》编委会

2016 年 9 月

内容提要

　　雷丰，字松存，号少逸，晚年自号侣菊布衣，生于清道光十三年（1833），卒于光绪十四年（1888）；浙江三衢（今衢州）人，清代著名医家，代表作为《时病论》。《时病论》以《黄帝内经》经旨为纲，集四时六气之病为目，注重时令节气，区分伏气新感，论四时之病72种，治法60种，备用成方104首，附医案87则。雷丰提出依时分病、知时论证、辨体论治、以法统方，治温重视宣达透邪、顾护津液，较为全面地总结了中医外感病证治理论，有重要的临床指导价值。本书内容包括雷丰的生平概述、著作简介、学术思想、临证经验和后世影响。

雷丰，字松存，号少逸，晚年自号侣菊布衣，生于清道光十三年（1833），卒于光绪十四年（1888）；浙江三衢（今衢州）人，清代著名医家，代表作为《时病论》。雷丰重视经典，勤于临床，其学术根源于《黄帝内经》和《伤寒论》，同时吸纳了温病学派的观点，较为全面地总结了中医外感病证治理论。

在中国知网（CNKI）上，以"雷丰""时病论"为主题，检索到相关学位论文 5 篇、期刊论文 147 篇。上述论文的内容，涉及雷丰的生平考证和著作简介、学术渊源、辨证体系与治法探讨，以及雷丰辨治温病、泄泻、湿病、暑病、咳嗽等学术经验解析等。

用超星数字图书馆、读秀学术搜索等主要图书检索工具进行检索未发现雷丰学术思想研究专著；已刊行的相关著作，均为雷丰《时病论》原著影印本、点校本和增订本；《历代名医医术荟萃》《中医临床医学流派》《温病学辞典》等著作中，有个别章节或条目提及雷丰学术思想与临床经验。

目前对雷丰学术思想和临床经验的研究已具有一定的广度和深度，但系统整理尚显不足，需加强对雷丰知时论证、辨体立论学术特色的把握，研究其辨病辨证思路，解析其治法和用药特点，全面总结其临证经验。

本研究从理论上完整解析了雷丰对时病病因病机的认识、辨证思路、治法特色和遣方用药特点，系统总结了雷丰治疗温病、伤风、泄泻、痢疾、暑病等时病和类中风等杂病的临证经验。本书阐释了雷丰因时制宜、因人制宜的学术特色，总结了雷丰对不同节气病证临床特点和治疗规律的认识；阐明了雷丰辨治新感疾病与伏气疾病的理法体系，阐发了其伏邪理论和伏气治法；明晰了其治法方药特色。

雷丰发扬运气学说和伏气学说，融汇寒温理论；强调治疗时病需详辨病因、病位、病机，辨别寒温，阐明温病与瘟疫的不同，区分一季之病轻重；深入探讨湿病的概念和病因病机，论述湿温、湿热的区别。雷丰认为邪气有强弱、体质有虚实，故邪犯有深浅、发病有先后、症状有轻重，治疗上需"知时论证，辨体立法"，知常达变，以法代方，多用透邪、养阴之法。雷丰在识病归类、分证治疗、立法用药方面有独到见解，对中医外感病学的发展有重要贡献。通过本次系统研究，以期完整挖掘雷丰治疗时病的理法方药特色，继承与发挥其治疗时病的临床经验，为当代临床治疗外感病提供参考和借鉴。

本次研究主要依据的文献，为人民卫生出版社 2007 年排印本《时病论》。还参考了柴中元、沈仲圭、刘景源、郭振球、刘兰林、柳业平等现代学者的论文。

本研究得到安徽省高等学校省级优秀青年人才基金重点项目（2013SQRL042ZD）资助，特此致谢。衷心感谢引用文献的作者以及支持本项研究的各位同仁！

安徽中医药大学　李董男

2015 年 6 月

目 录

雷丰

生平概述

雷丰，字松存，号少逸，晚年自号侣菊布衣，清代著名医家。生于清道光十三年（1833），一说道光十七年（1837），卒于光绪十四年（1888）；浙江三衢（今衢州）人，祖籍福建浦城；代表作为《时病论》。据《时病论·自序》和《时病论·小序》，其分别自题为"三衢雷丰少逸氏"及"少逸山人"，斋名为养鹤山房，这也是其父雷逸仙的斋名。雷丰喜好风雅，精于丝竹，亦擅书画，有医术、丝竹、书画三绝之誉。

一、时代背景

雷丰生活于清代道光至光绪年间，正是晚清最为动荡之时，尤其是咸丰皇帝在位期间，内有太平天国、捻军、回民等起义，外有西方英、法、俄、美等列强凌辱，国力衰败，民不聊生。

这些事件，直接影响到了雷丰和家人的生活，雷丰全家为避匪而逃，在这过程中丢失了大量的医学资料。《时病论·自序》中云：其父雷逸仙"晚年曾集古人诸医书，汇为四十卷，名曰《医博》，又自著《医约》四卷，书中多有发前人之未发者，同人借抄者众，无不称善。咸丰十年春，邻居虞拱辰明经助资劝登梨枣，甫议刊而西匪窜扰于龙，仓皇出走，其书遂失。是时丰父子同返柯城，翼贼退，仍觅原书于借抄诸友处，使数十年心血所萃，不至湮没无传"。但雷丰最终也未能收集齐父亲的原书稿，仅留方案数百条，都是其跟随父亲出诊时见闻所录，勉强修订为四卷。这件事，令雷丰一直耿耿于怀，每次想到就泫然流涕。

国家政局不稳，社会动荡，民众流离失所，中国的南方地区温病流行，温病学随之发展起来。温病四大家之一的王士雄是浙江海宁人，出生于嘉庆十三年（1808），与雷丰里籍相近，仅比雷丰大20余岁，他们所见到的疾病大致相近，所提出的学术观点也有相似之处。

《时病论·凡例》指出："是书专为时病而设。时病者，乃感四时六气为病之证也，非时疫之时也。故书中专论四时之病，一切温疫概不加载。倘遇瘟疫之年，有吴又可先生书在，兹不复赘。"雷丰主要关注的是具有季节特征的流行性疾病，他认真研读了吴有性的著作，又较好地吸纳了温病学派的学术内容，注意了温病与瘟疫的区别，提出了自己对"时病"的创新观点。

雷丰所在的城市——浙江衢州，也给雷丰的学术带来了地域性特征。衢州自元明之后，就是东南商埠重镇，徽商常驻此地。而徽商有所谓"行之以商，驻之以学"的特点，不仅产生了商业上的徽浙交流，更在医学、文化方面对衢州产生了重要影响。嘉庆、道光年间，古歙槐塘名医世家程芝田，随徽商移居衢州，悬壶此地，医名卓著。雷丰的父亲雷逸仙，因机缘而得以跟师程芝田，系统学习医术，并将此术传给了雷丰，使得雷丰的医学思想中带有明显的新安医学的痕迹。同时，程芝田本人博学能文，书法精湛，擅长绘画，这些都深深影响了雷丰，使得雷丰不仅精专医学，更是得到医术、丝竹、书画三绝的美誉。

新安地区历来名医辈出，重视理论，著述丰富。雷氏一脉也受此影响，好读古籍，善于发挥，将自己的临床经验总结为理论，代代皆有著作。雷丰完成《时病论》这部作品，既很好地继承了《黄帝内经》《伤寒论》等经典，又有个人的学术思想创新；既有理论探究，又十分切合临床。这与他的医学和人文学术背景及个人努力是密不可分的。

二、从医经历

雷丰父亲雷逸仙，原籍福建浦城，初治儒学，后因家境窘迫，弃儒习医，有幸学医于程芝田，得其真传。道光年间，雷逸仙举家赴衢州。

雷丰承袭父业，并遵其父遗训。雷逸仙曾对他说："一岁中杂病少而时病多，若不于治时病之法研究于平日，则临证未免茫然无据。"（《时病论·自序》）在父亲的敦促下，雷丰在临床上认真观察时病，并且"历览诸家之书，引伸触类，渐有心得"，终于著成《时病论》，并在实践中积累了不少诊治时病的经验。

雷丰精心研究《黄帝内经》，以《素问·阴阳应象大论》"冬伤于寒，春必病温；春伤于风，夏生飧泄；夏伤于暑，秋必痎疟；秋伤于湿，冬生咳嗽"八句经旨，作为自己诊治时病的纲领，在临证中强调因时制宜、因人制宜。经过长期的实践摸索，雷丰对外感病的四时节律和二十四节气规律有了较为深刻的认识，并对六淫伏邪进行了较为全面的探究，较好地继承和发展了《黄帝内经》的运气学说和伏气学说。

雷丰崇尚仲景之学，认为《伤寒论》能"统治六气"，他细致研读此书，治疗外感病时多遵从《伤寒论》六经辨证，善于化裁使用张仲景的方剂桂枝汤、白虎汤、调胃承气汤、大柴胡汤等。此外，雷丰在临证时，还常常参考金元时期刘完素、张从正、李东垣、罗天益、王好古、朱丹溪等医家的诊治之法，参阅明清医家刘草窗、张介宾、舒驰远、叶天士、吴鞠通等人著作，根据自己的理论思考和临床体会，择其善者而从之。在不断的刻苦研读和临床实践中，其医术日益提升，在衢州享有极高的名望。

雷丰观察到不同季节中人体感受较多的外邪性质不同，随着节气变换还会表现出不同的临床特征，治疗时也需考虑时令气候用药。他将时病分

为新感、伏气两大类，对每种病都从因机、辨证、方药等方面进行了全面
研究，对一季之中相似疾病按轻重浅深进行区分。雷丰发现通过调节服药
时间和间隔时间等，来顺应人体生理、病理的时间节律，会有更好的治疗
效果。他还认识到伤寒、温病、瘟疫、湿病等病的区别，指出治疗温病要
注意顾护津液、清热祛邪，从"知时论证"的角度，构建了完整的外感病
诊疗体系，较好地继承了历代医家对伤寒和温病的研究成果。

　　雷丰通过临床观察，发现不同体质的人容易感受的外邪不同，邪气侵
犯和伏藏的部位不同，病情的发展和转归也不同，治疗时也应该因人制宜。
雷丰注重在疾病过程中人体正邪关系的变化，尤为关注体质虚弱之人，在
治疗时注意顾护正气，辨明患者体质加减用药。同时，雷丰强调对妇人、
老人等特殊人群，在治疗时需多加照顾。对于妇人经期时病需考虑寒热、
气血状况，量其虚实，理气活血调经，胎前须步步护胎，产后当分虚实而
治。治疗老年时病，必须扶正祛邪、攻补兼施，扶正可从先、后天之本着
手，祛邪则需考虑时令气候、病位深浅、病邪轻重和患者体质等因素。

　　雷丰发现俗医常以伪混真，多误治害人，于是专门写作"辟时俗龌龊
斑证论"，对当时医生的错误做法进行辟谣。他记录了60余例误治的案例，
认真总结治疗过程中的功过得失，对后世吸取误治教训、提高挽救误治的
水平有一定价值。

　　雷丰收弟子多人，包括祖师程芝田的后人程曦，以及江诚、叶震蕃、
叶训聪、张位等人，其子雷大震（字福亭）也继承了他的学术，民国龚香
圃、叶伯敬、祝蔚文、江钟灵等名医亦受其学术影响，其中龚香圃（别号
"六一子"）是雷丰的外孙，著名的中医儿科专家。

雷丰

著作简介

雷丰所著《时病论》，共8卷，八万八千余字，撰于清光绪八年（1882）。该书较为全面地论述了中医外感病的证治理论，对外感病的理、法、方、药进行了系统的总结，具有重要的理论意义和临床参考价值。

《时病论》一书，以《素问·阴阳应象大论》"冬伤于寒，春必温病；春伤于风，夏生飧泄；夏伤于暑，秋必痎疟；秋伤于湿，冬生咳嗽"八句经旨为全书纲领，以四时六气之病为目，分述时病的病因、病机、辨证、治法、常用方剂等内容，并附录有雷丰本人的治疗案例。每一卷均先论各种疾病的因机，共72种（另附4种），次论"拟用诸法"，共60法，再次"备用成方"，共104首；最后附"临证治案"，总87则；"首先论病，论其常也；其次治案，治其变也"。

该书卷一首论"冬伤于寒，春必病温"，论述春温、风温、温病、温毒和晚发5种，阐发伏气致温的见解；卷二论"春伤于风"，分述伤风、冒风、中风、风寒、风热、风湿、寒疫7种时病，认为"此七者皆春令所伤之新邪"，不同于伏气为病；卷三至卷八分别论述夏季伏气之病12种，新感之病18种；秋季伏气之病16种，新感之病8种；冬季伏气之病2种，新感之病4种，部分章节新感与伏气病证交叉论述。每两卷论述一季时病，又分伏气与新感两类，以论四时温病为主，并兼及疟、痢、泄泻诸证，亦列述部分杂病如类中风等。每病精选名家之言，并参以己意，对病因、病机、证候等详加论述。拟用诸法其实为以法代方，是在前人方剂基础上，结合个人经验化裁而成，配伍严谨，用药精当。临证治案，轻重并收，使医者知防微杜渐。

该书最后有附论13篇，有关于医德的，如"医家嫉妒害人论""医毋自欺论";关于治法的,有"成方须损益论""治轻证宜细心重病宜大胆论""古今医书宜参考论"等;还对当时医界的一些错误认识进行了纠正,如"温瘟不同论""辟俗医混称伤寒论""辟时俗龌龊斑证论"等篇。

该书体例统一,结构严谨,思路清晰,具有较高的可读性和实用性。

《时病论》现存主要版本,有光绪九年(1883)汗莲书屋刻本、光绪十年(1884)雷慎修堂刻本、光绪三十年(1904)石印本、宣统元年(1909)石印本、1923年上海广益书局石印本等刊本,陈秉钧(莲舫)为本书逐条加注为《加批时病论》,又有何廉臣等增订《时病论》。现通行本有人民卫生出版社影印本及排印本等。

据《全国中医图书联合目录》记载,雷丰现存著作有《灸法秘传》《时病论》《加批时病论》《增订时病论》《时病分证表》《雷氏慎修堂医书三种》。有学者认为,雷丰尚有《医法心传》1卷、《雷氏医案》2卷、《医家四要》4卷、《脉诀入门》1卷、《病机约论》1卷、《方药玄机》1卷、《药引常需》1卷等多种医学著作行世。

笔者考察发现,其中《灸法秘传》为雷丰亲戚金榕抄传,雷丰编,刘国光序;《医法心传》为雷丰祖师新安医家程芝田所著,雷丰刊行;《雷氏医案》为其父雷逸仙遗稿;《医家四要》署名为雷丰之子雷大震与门人程曦、江诚,乃是雷丰的子弟门人系统整理雷丰读书与授课资料所得,有一定的学术价值,蕴含着雷丰对中医因机证治的认识,也包含着学生们的发挥与诠释,可以作为研究雷丰学术思想的辅助资料;余下几种则系《医家四要》卷目名称。这些著作中有一部分为雷丰编校刊行,但皆非其本人所作。其中《时病论》《医家四要》和《医法心传》,又同时收录于《雷氏慎修堂医书三种》之中。故本书研究雷丰学术思想,以《时病论》为主要文献依据,采用人民卫生出版社 2007 年排印本,其他著作为参考。

雷丰

学术思想

一、学术渊源 🦤

　　雷丰重视经典，勤于临床，其学术主要根源于《黄帝内经》和《伤寒论》，同时吸收了温病学派的学术精华，以及从祖师程芝田一脉传承下来的时病证治思路，并选前贤治外感病之方加减运用，形成了完整的时病理法方药体系。

（一）学本《内经》

　　雷丰学术思想受《黄帝内经》影响最大，其以《黄帝内经》原文为纲，强调因时制宜、因人制宜，很好地阐发了《黄帝内经》的运气学说和伏气学说。

1. 取《内经》原文为纲目

　　《时病论》以《素问·阴阳应象大论》"冬伤于寒，春必温病；春伤于风，夏生飧泄；夏伤于暑，秋必痎疟；秋伤于湿，冬生咳嗽"八句经文为全书纲领；集四时六气之病为目，将时病分为新感和伏发两大类，共论述伏气病 35 种，新感病 37 种，共 72 种病证（另附 4 种），分述其病因、病机、辨证、立法、证候等内容，并备有常用方剂和临床医案。

2. 承《内经》运用运气学说

　　《黄帝内经·素问》有运气七篇，分别为天元纪大论、五运行大论、六微旨大论、气交变大论、五常政大论、六元正纪大论和至真要大论，阐述了运气学说的基本理论。

　　雷丰指出治疗时病，必须充分运用《黄帝内经》提出的运气学说。其云："治时令之病，宜乎先究运气。《经》曰：'不知年之所加，气之盛衰，不可以为工也。'戴人云：'不读五运六气，检遍方书何济。'由是观之，治时病者，可不知运气乎！"(《时病论·附论·五运六气论》)

雷丰认为，治疗时病必须探析五运六气的基本运行规律，掌握一年四季气候变化情况，同时注意二十四节气的更替变换，提出了以四时五运六气对外感病进行分类的方法，将《黄帝内经》五运六气学说灵活运用于临床实践，总结出较为系统的外感病辨治理论。其指出："在学者，先宜熟此有定之常，然后审其无定之变可也。倘欲深求底蕴，再考《内经》，慎毋惑于飞畴运气不足凭之说耳。"(《时病论·附论·五运六气论》)

3. 循《内经》倡导知时论证

《黄帝内经》提出四时发病理论，强调因时制宜，论及人体生理病理变化的多种时间节律。雷丰对外感病的四时节律和二十四节气规律进行了深入研究和发挥，"所望知时者按春温、夏热、秋凉、冬寒之候，而别新邪、伏气之疴"(《时病论·自序》)，将发病季节和节气作为鉴别疾病类型和确立治法方药的重要依据。如雷丰指出："大寒至惊蛰，乃厥阴风木司权，风邪触之发为风温；初春尚有余寒，寒邪触之发为春温；春分至立夏，少阴君火司令，阳气正升之时，伏气自内而出，发为温病、温毒；晚发仍是温病，不过较诸温晚发一节也。以上五证，总在乎夏至之先，诚与《内经》先夏至日为病温，皆不枘凿矣。"(《时病论·卷之一·晚发》)余下诸季节之病，雷丰也都依照此法进行分类解析。

4. 继《内经》发挥伏气理论

伏气学说源于《黄帝内经》。《素问·阴阳应象大论》《素问·生气通天论》等篇明确指出四时所感之外邪可潜伏体内，延迟一季或数季发病。《时病论》将《素问·阴阳应象大论》的八句经文作为全书纲领，将外感病分为伤于外邪"感之即病"的当时新感和"不即病"的先时伏气。雷丰指出：

"所伤之新邪，感之即病，与不即病之伏气，相去天渊，当细辨之。"(《时病论·卷之二·春伤于风大意》)前代医家多将研究重点放在春季，较多关注伏气温病，而对其他季节、其他邪气产生的伏气关注较少。而雷丰对六淫伏邪，包括风、暑、湿、燥等邪气伏留问题都进行了较为全面深入的探究，进一步发挥了《黄帝内经》提出的伏气理论。

5. 遵《内经》重视因人制宜

《黄帝内经》提出了体质学说等，倡导在治疗时应该因人制宜。雷丰指出"体有阴、阳、壮、弱之殊"，尤其重视从体质特点、社会角色、年龄阶段、性别特征等多个角度对患者的个体特征进行辨析。例如，雷丰指出冬伤于寒之后，伏邪的部位与体质相关，"其藏肌肤者，都是冬令劳苦动作汗出之人；其藏少阴者，都是冬不藏精肾脏内亏之辈"(《时病论·卷之一·冬伤于寒春必病温大意》)。雷丰擅长进行个性化的病机分析，根据病机选择相应的治法方药，这点在他的医论和医案中有着充分体现。

6. 依《内经》治法顾护津液

《素问·金匮真言论》指出："夫精者，身之本也。故藏于精者，春不病温。"《素问·玉版论要》称"病温虚甚死"。叶天士指出治疗温病时，要注意保养津液，此即后人所说"留得一分津液，便有一分生机"。吴鞠通在《温病条辨·汗论》中，提出治疗温热病尤需注意培养阴精。其云："其有阳气有余，阴精不足，又为温热升发之气所铄，而汗自出，或不出者，必用辛凉以止其自出之汗，用甘凉甘润培养其阴精为材料。"雷丰继承了上述观点，提出："凡有一切温热，总宜刻刻顾其津液。"(《时病论·卷之一·风温》)指出凡病温者阴精必已亏虚，故"始终以救阴精为主"。

（二）发挥《伤寒》

雷丰崇尚仲景之学，认为研究《伤寒论》有助于辨治时令病。在《时病论·附论·伤寒书统治六气论》一篇中，他强调指出："凡学治时病者，必须读仲景《伤寒论》，参读时贤之书，考古酌今，则胸中自有风、寒、暑、湿、燥、火之界限。若不读仲景之本，而专读时贤之书，真所谓舍本求末矣。"雷丰认为："汉长沙著《伤寒论》，以治风、寒、暑、湿、燥、火六气之邪，非仅为寒邪而设。"他在认真研读《伤寒论》后指出，此书能"统治六气"。

雷丰指出：其一，从外感病发病来看，"风、寒、暑、湿、燥、火，无不尽从表入"；"足太阳在表，为寒水之经，凡六淫之邪为病者，皆必先伤于寒水之经，故曰伤寒。今人都以寒水之寒字，误为寒热之寒"，故李彣说"太阳行身之表，外邪皆得伤之"。其二，从遣方用药来看，"长沙首列桂枝汤以治风，明明指人统治六气，而非仅治一寒邪之意"；"又有白虎汤以治暑，五苓散以治湿，炙甘草汤以治燥，大小承气以治火，此显明六气统治之书，而今以为专治寒邪，则误甚矣"。因此，他将《伤寒论》所论的"伤寒"解释为广义伤寒，包括了各类四时外感病。

雷丰在治疗外感病时多遵从《伤寒论》辨证思路。例如，《时病论·卷之八》"冬伤于寒"中治疗"由冬令之寒邪，伤于寒水之经"的伤寒病，雷丰指出："其传经、两感、合病、并病，及误治、变证、坏证，仲景书中细详，可毋重赘。"雷丰列举麻黄汤、葛根汤、小柴胡汤、理中汤、真武汤、四逆汤六方，指出："伤寒之方，计有一百一十三道，长沙书中，已全备矣。凡学医者，必须熟玩。今录此六方，不过明六经伤寒之用，其寒邪化热，及传变诸方，不能尽录，当阅伤寒之书，自明著矣。"（《时病论·卷之八·备用成方》）

雷丰也常使用张仲景的原方或化裁运用。例如解肌散表法，"治风邪伤卫，头痛畏风，发热有汗等证"，方拟嫩桂枝、白芍药、粉甘草、生姜、大枣，水煎服。雷丰指出："此仲景之桂枝汤，治风伤卫之证也。舒驰远曰：桂枝走太阳之表，专驱卫分之风；白芍和阴护营，甘草调中解热，姜辛能散，枣甘能和，又以行脾之津液，而调和营卫者也。"（《时病论·卷之二·拟用诸法》）再如清凉荡热法，"治三焦温热，脉洪大而数，热渴谵妄"，用连翘四钱（去心）、西洋参二钱、石膏五钱（煨）、生甘草八分、知母二钱（盐水炒）、细生地五钱，加粳米一撮，煎服。雷丰指出："是法也，以仲圣白虎汤为主，治其三焦之温热也。连翘、洋参，清上焦之热以保津；膏、甘、粳米，清中焦之热以养胃；知母、细地，泻下焦之热以养阴。"（《时病论·卷之一·拟用诸法》）其他如润下救津法源于调胃承气汤，和解兼攻法源于大柴胡汤等。

总的来说，雷丰研习《伤寒论》颇有心得，灵活运用《伤寒论》的辨证、治法、方剂等，为我们今天学习《伤寒论》及诊治外感病，提供了很好的思路。

（三）参照时贤

雷丰认为，"今古医书，均宜参考焉"（《时病论·附论·古今医书宜参考论》）。除经典著作"《神农本草》，轩辕《灵》《素》，越人《难经》，长沙《玉函》"乃"古圣之医书，必须玩索"外，他还较为推崇金元四大家，认为"刘、李、张、朱四大名家之书，皆可备读也"。就金元四大家的学术特点，雷丰指出："河间刘守真，法多苦寒，温病、热病者，须参考之。东垣李明之，法多升补，内伤脾胃者，须参考之。大积大聚者，须参戴人张子和攻下之法。阴虚内损者，须考丹溪朱彦修清补之法。"如雷丰辨治真中类中时，引用了刘河间、李东垣和朱丹溪之论，指出牵正散等"诸方，皆治真中之病。若东垣所谓：烦劳过度，清气不升而中者。丹溪所谓：湿热生痰，痰气上冒而中者。河间所谓：七情过极，五志之火内发而中者。此皆为类中之病，慎弗误投"。（《时病论·卷之二·备用成方》）又如雷丰拟定的治法中有补气升阳法，用以"治气虚患疟，寒热汗多，倦怠食减"，此即"东垣补中益气汤也"（《时病论·卷之五·拟用诸法》）。

但雷丰亦不轻忽后世医家，指出："而后贤所发之论，偶亦有超出于四大家者。如云间李念莪，西昌喻嘉言，延陵吴又可，金坛王宇泰，会稽张介宾，长洲张路玉，吴郡薛立斋，慈溪柯韵伯，槜李沈目南，钱江张隐庵是也。以上诸公，各有著作，皆当采取，亦可以备参阅。"

与雷丰时代相近的医家中，他比较赞赏叶天士、章虚谷、吴鞠通、周禹载、陈修园、程观泉、王孟英、费伯雄等人，认为这些医家的著述各有特色，都是时贤之书，可以备考。雷丰评述这些名家名著的学术价值，指出："阅古吴叶香岩之《临证指南》，可知临时之圆变，用药之灵机。阅若耶章虚谷之《医门棒喝》，可知名家之疵谬，醒医家之聋瞆。阅淮阴吴鞠通之《温病条辨》，可知寒伤于足经，温伤于手经。阅吴门周禹载之《温热暑疫全书》，可知温热暑疫受病之源各别。"又如，其论春温时参照喻嘉言和陈远公（陈士铎）之观点，治风湿用两解太阳法则是受喻嘉言"风则上先受之，湿者下先受之，俱从太阳膀胱而入"（《时病论·卷之二·风湿》）的启发等。

但同时，雷丰不囿于时贤之论。他在论述每一种疾病时，都会引述相关医家的医论，但并非照搬其观点，而是根据自己的理论思考和临床体会，对前代医家的学说进行辨别，择其善者而从之，其不善者而改之。如雷丰批驳刘松峰、陈平伯"伤干寒"无伏气的观点，指出："此即古人所谓最虚之处，便是容邪之处。何刘松峰、陈平伯诸公，皆谓并无伏气，悖经之罪，其可逭乎！"（《时病论·卷之一·冬伤于寒春必病温大意》）雷丰还批评张介宾混淆寒温、吴又可不分温瘟，指出："尝读介宾之书，谓温病即伤寒，治分六要五忌；又可之书，谓温病即瘟疫，治法又分九传。殊不知伤寒乃感冬时之寒邪，瘟疫乃感天地之厉气，较之伏气温病，大相径庭，岂可同日而语哉！"（《时病论·卷之一·温病》）他反对章虚谷"统以湿温称为湿热"，指出："湿体本寒，寒湿可以温散；酝酿成热，热湿可以清通。惟湿温

不热不寒，最为难治，断不可混湿温为湿热，理当分列湿热湿温为二门。"（《时病论·卷之六·湿热》）

雷丰灵活运用各种辨证理论，化裁前辈张仲景、李东垣、朱丹溪、张介宾、喻嘉言、吴鞠通等创制的名方，因时因人施治。他指出："窃思书有古今，而人亦有古今，古人气体俱厚，今人气体渐薄，若执古方以治今人之病，不亦重乎？故医家不可执古书而不读今书，亦不可执今书而不读古书，参考古今，则医理自得中和之道矣。"（《时病论·附论·古今医书宜参考论》）

雷丰为新安名医程芝田再传弟子。程芝田尊崇《伤寒论》，著有《医法心传》一书，全书共有医论12篇，对伤寒、温疫、痢疾、痘科等外感病证皆有议论，强调"医宜通变"、随证处方，又认为诸家之方总不出古方范围。《医法心传》由雷丰搜集、整理、刊行，其中的学术思想对雷丰产生了一定影响。

雷丰父亲雷逸仙晚年曾集古人医书，汇为40卷，名曰《医博》，又自著《医约》4卷，惜皆散落。雷丰后搜集其父"方案数百条，皆随侍时见闻所录，其中亦有论时病者，悉以授之从学程曦、江诚，细加详注，编成四卷，展诵之余，犹仿佛趋庭问答时也"。雷逸仙告诫雷丰："一岁中杂病少而时病多，若不于治时病之法研究于平日，则临证未免茫然无据。"（《时病论·自序》）故雷丰以此为训，谨志之，写作了《时病论》。

总的来说，雷丰以《黄帝内经》为自己的学术基础，深入研究《伤寒论》，参考金元四家诊治之法，参阅明清名家著作，遵经而不泥古，厚古而不薄今，根基既厚，枝叶亦繁，在诊治外感病方面取得了丰硕成果。

二、学术特色

雷丰指出："甚矣，医道之难也！而其最难者尤莫甚于知时论证，辨体立法。盖时有温、热、凉、寒之别，证有表、里、新、伏之分，体有阴、阳、壮、弱之殊，法有散、补、攻、和之异，设不明辨精确，妄为投剂，鲜不误人。"（《时病论·自序》）雷丰自己便是从"知时论证，辨体立法"八字入手。

雷丰所论以时病为主，多为季节性常见、多发病，或为瘟疫的小规模流行，其传染性多不及《温疫论》所论疾病强烈。雷丰学本《黄帝内经》，参宗各家，对时病的命名、分类、因机、证候、治法、方药均有自己的见解，强调祛邪外出、保护正气，多用清热解毒、养阴保津及健脾化湿、清解少阳等法，注重调畅气机，因时因人辨证用药，构建了较为系统的中医外感病分类治疗体系。

（一）因机认识

雷丰认为，"时病者，乃感四时六气为病之证也"（《时病论·凡例》）。其将时病分为新感、伏气两大类，主要从时令角度，探讨六气之常、六气之变导致疾病的发病情况，强调虚处伏邪，对伏气发病的探讨尤为深入。

1. 四时六气

雷丰对四时外感病的病因认识，始终以时令特征为依据。他指出："夫春时病温，夏时病热，秋时病凉，冬时病寒，何者为正气，何者为不正气，既胜气复气，正化对化，从本从标，必按四时五运六气而分治之。"（《时病论·小序》）

雷丰认为，"当春厥阴行令，风木司权之候，伤乎风也"（《时病论·卷之二·春伤于风大意》），此时气候温暖多风，阳气升发，故易病风。"夏伤于暑者，谓季夏、小暑、大暑之令，伤于暑也"（《时病论·卷之四·夏伤于暑大意》），其时天暑地热，人在其中，感之皆称暑病。雷丰把秋季分为两部分，前一部分为"大暑至白露，正值湿土司权，是故谓之'秋伤于湿'"（《时病论·卷之六·秋伤于湿大意》），其时正值长夏，闷热多雨，故易病湿；后一部分为"燥金主气，自秋分而至立冬"，易发秋燥，"深秋燥令气行，人体肺金应之，肌肤干槁而燥，乃火令无权，故燥属凉，谓属热者非矣"（《时病论·卷之六·秋燥》），"湿气在于秋分之前，燥气在于秋分之后。"（《时病论·卷之六·秋伤于湿大意》）到了冬季，"立冬之后，寒气伤人"（《时病论·卷之八·冬伤于寒大意》），其时寒水当令，天寒地冻，人若感受冬令寒邪，"伤于寒水之经"，则病发伤寒；"寒邪直中于三阴之里"，病发中寒；"寒邪冒于躯壳之外"，病发冒寒；如气候失常，"冬应寒而反温，非其时而有其气"，人感之则为冬温。

西医学指出，多种传染病发病具有明显的时令季节的特征，乃是由于病原体、媒介生物、机体抵抗力等受到季节气候的影响，如乙脑多发于夏秋季，麻疹、流脑、猩红热等好发于冬春季等，可以与雷丰所论相互参照。

2. 虚处伏邪

雷丰对风、寒、暑、湿、燥等六淫的伏气病皆有论述。如春温、风温、温病、温毒、晚发为冬之伏寒化温，发于春季；飧泄、洞泄、风痢等为春之伏风为害，发于夏秋之际；暑疟、风疟、寒疟、湿疟、瘅疟、牝疟、伏暑等病，因夏之暑邪伏留，至秋复感凉风，暑与风凉合邪为病；秋之伏气至冬季发为咳嗽，雷丰称为"伏气咳嗽"，分为湿燥二种，痰嗽因体内有伏湿，干咳因体内有伏燥。

（1）伏邪原因

邪气潜伏的原因，雷丰认为有内、外两方面因素：内因是机体内虚，外因为轻微感邪。

从人体内因而言，是因为局部或整体的正气虚弱，而容易留存邪气。雷丰认为："此即古人所谓最虚之处，便是容邪之处。"（《时病论·卷之一·冬伤于寒春必病温大意》）如雷丰指出冬伤于寒，寒邪可伏于肌肤或少阴：冬季劳苦之人汗出，则肌腠疏松，气随汗泄，卫气不充，容易存邪于肌肤腠理之间；而冬不藏精之人，则肾阴亏虚，邪易藏于少阴。这是由于机体内在正气的虚损，为邪气潜伏创造了条件。

从外邪来说，雷丰认为伏邪是由于人所感受的六淫之邪不太强烈，不足以立即发病，而伏藏起来伺机而发。例如，"夏令伤于暑邪，甚者即患暑病，微者则舍于营"（《时病论·卷之五·夏伤于暑秋必痎疟大意》）；又如，"夫冬伤于寒，甚者即病，则为伤寒，微者不即病，其气伏藏于肌肤，或伏藏于少阴"（《时病论·卷之一·冬伤于寒春必病温大意》）。雷丰的观点与《素问遗篇·刺法论》"正气存内，邪不可干"之论相合。

（2）伏邪部位

关于伏邪的部位，历代医家主要有以下几种观点。王叔和认为"寒毒藏于肌肤"，他在《伤寒例》中引用《阴阳大论》条文指出，冬伤于寒"中而即病者，名曰伤寒，不即病者，寒毒藏于肌肤，至春变为温病，至夏变为暑病"。巢元方在《诸病源候论·卷之七·伤寒病诸候上（凡三十三论）·伤寒候》指出："寒毒藏于肌骨之中。"这对王叔和的观点有所补充。巢元方所论可能是考虑到《素问·金匮真言论》所言的"故藏于精者，春不病温"，肾藏精，肾主骨，冬不藏精，所以寒邪可能伏留于骨中。吴有性在《温疫论》中提出"邪伏膜原"之说，膜原为人身半表半里的位置。

雷丰则认为各种不同的邪气侵犯人体之后，伏留的位置并不一致，有特定倾向性，所以对伏寒、伏风、伏暑、伏痰、伏湿和伏燥之邪伏藏于人体的部位进行了分别论述。

春温之病由伏寒而发，雷丰指出寒邪伏留部位有两处，"冬伤于寒，甚者即病，则为伤寒，微者不即病，其气伏藏于肌肤，或伏藏于少阴"（《时病论·卷之一·冬伤于寒春必病温大意》）。

夏季因伏风之气为病，"春伤于风，夏生飧泄者，此不即病之伏气也。盖风木之气，内通乎肝，肝木乘脾，脾气下陷，日久而成泄泻"（《时病论·卷之三·春伤于风夏生飧泄大意》）。

秋令伏暑发作，"夏令伤于暑邪，甚者即患暑病，微者则舍于营，复感秋气凉风，与卫并居，则暑与风凉合邪，遂成痎疟矣"（《时病论·卷之五·夏伤于暑秋必痎疟大意》）。疟病中的痰疟之邪较为特殊，乃是"因夏月多食瓜果油腻，郁结成痰；或素系痰体，其痰据于太阴脾脏，伏而不发，一旦外感凉风，痰随风起，变为疟病矣"（《时病论·卷之五·痰疟》）。因脾为生痰之源，故痰邪伏藏盘踞于脾脏之中。

《时病论·卷之七·秋伤于湿冬生咳嗽大意》，论述了伏湿和伏燥这两种伏邪。其中，伏湿之气伏留于脾，"湿土之气，内应乎脾，脾土受湿，不司运化，内湿酿成痰饮，上袭于肺，遂为咳嗽病矣"；伏燥之气伤人，则是因为"秋末伤燥，不即发者，燥气内侵乎肺，肺失清降而作咳"。

雷丰对伏气部位的论述，涉及脏腑、经脉、气血、五体等不同的层次。此外，同一种邪气潜伏的部位也会由于体质的差异而不同。如雷丰认为寒邪潜伏，"其藏肌肤者，都是冬令劳苦动作汗出之人；其藏少阴者，都是冬不藏精肾脏内亏之辈"（《时病论·卷之一·冬伤于寒春必病温大意》），上述观点，充分体现了雷丰"知时""辨体"的学术思想。

（3）发病形式

雷丰指出伏气的发病形式，主要有以下三种：

第一种形式，是新感外邪引发伏邪，新邪与旧邪相兼发病。如秋之伏湿化痰，至冬稍感寒气，即会引发痰嗽。其云："斯病也，良由立秋以后，秋分以前，先伤于湿，湿气内踞于脾，酿久成痰，痰袭于肺，气分壅塞，治节无权，直待冬来，稍感寒气，初客皮毛，渐入于肺，肺气上逆，则潜伏之湿痰，随气而逆，遂成痰嗽之病矣。"（《时病论·卷之七·痰嗽》）又如，"冬受微寒"之后，寒邪伏留，"至春感寒而触发"成为春温，"感风而触发"则为风温；而"冬受乖戾之气，至春夏之交，更感温热，伏毒自内而发"（《时病论·卷之一·冬伤于寒春必病温大意》），则成温毒。这些疾病，都是先有微邪，伏藏之后感受新的邪气，两邪相兼而发病。

第二种形式，是由于邪气潜伏后性质转变，重阴必阳，随自然界阴阳消长，得其时而发。例如，春季的温病因"冬受微寒，寒酿为热，至来春阳气弛张之候，不因风寒触动，伏气自内而发"。（《时病论·卷之一·冬伤于寒春必病温大意》）此类伏邪发作不需新感邪气，只需与天时气候相应，是由天时带来的常气引发的。

第三种形式，是伏邪得虚而发。雷丰指出，伏邪在体内传变转化，邪势渐盛，正气渐衰，伏邪也可以得"虚"而发病。例如，夏季之飧泄，是由于"春伤于风，风气通于肝，肝木之邪，不能条达，郁伏于脾土之中，中土虚寒，则风木更胜，而脾土更不主升，反下陷而为泄也"。（《时病论·卷之三·飧泄》）正是由于风气内伏，邪势渐胜，木郁土虚，正不胜邪而发病，这就是得"虚"而发。"虚"指人体的正气虚损；同时"虚"又是相对的，是与邪气相比较而言。与之类似，有劳疟者患疟疾日久，"或因久病劳损，气血两虚"；"或因劳役过度，营卫空虚"；"或发于昼，或发于夜，每遇小劳即发"（《时病论·卷之五·劳疟》）。小劳之后，人体正气虚衰，因此容易复发。伏邪得虚而发，反映的是人体正气与外来邪气之间盛衰胜负的关系，符合阴阳消长理论。

其中，第一种两邪相兼发病情况，在雷丰的医疗实践中所遇较多，而第二种、第三种情况相对较少，所以雷丰说："不因外邪而触发者，偶亦有之。"（《时病论·卷之一·冬伤于寒春必病温大意》）有些伏邪疾病发病情况多样，如温疟为"冬令感受风寒"之邪，既可以"伏藏于骨髓之中，至春不发，交夏阳气大泄，腠理不致"，随时令而发病；也可因"或有所用力，伏邪与汗并出，此邪藏于肾，自内而达于外"（《时病论·卷之五·温疟》），因人体劳累汗出，卫气不固，得虚而发。

雷丰论述的伏邪发病与前代医家相比，并不局限于伏寒之温病，而是全面涉及了伏风、伏暑、伏湿、伏燥、伏热等诸种邪气，对六淫伏气致病规律探讨较为深入，对临床同病异治的鉴别诊断也具有一定价值。此外，雷丰和弟子在《时病论》中还对刘松峰、陈平伯等人否定伏气的说法进行了驳斥，指出："凡治时病者，新邪伏气，切要分明，庶不至千里毫厘之失。"（《时病论·卷之八·冬温》）雷丰对伏邪病因病机、发病规律的研究，对我们今天认识临床外感疾病仍有一定指导意义。

（二）辨证思路

雷丰外感病辨治体系的核心，是"知时论证，辨体立法"八字，强调因时因人辨证治疗。雷丰指出，由于天时气候状况时常变化，人体阴阳二气也随四时六气而变，邪气亦有强有弱；这些都会导致外邪侵犯部位深浅不一，感邪后疾病发作的时间有先有后、症状有轻有重；同时还要考虑妇人经、带、胎、产等情况和老人身体虚衰等因素。所以他发出"甚矣，医道之难也！而其最难者尤莫甚于知时论证，辨体立法。盖时有温、热、凉、寒之别，证有表、里、新、伏之分"的感叹（《时病论·自序》），认为医者必须审其体之阴阳虚实，而施散补攻和之法。雷丰在辨证中首先强调要知时论证，注意运气情况，分四时论病，辨别了新感病证和伏邪病证；其次要辨体立论，强调因人制宜，注意对体虚患者的证治；最后以四时病种为目，对伤寒、温病、瘟疫、湿病等进行了对比分析，对疾病的轻重进行了区分，对病证的转归进行了探析，形成了一整套针对外感病的因时因人辨证体系。

1. 知时论证

《黄帝内经》提出"因时制宜"的思想，认为治疗疾病当"因天时而调血气"（《素问·八正神明论》）等。我们能观察到自然界的春夏秋冬四季变换，风火暑湿燥寒六气运行，及二十四节气流转。人处于天地自然之中，受自然界的变化影响，同时邪气也是自然产物，同样受自然规律的支配。因此人自身的阴阳虚实状态和所感受的邪气，都会随四时节气变化而有所不同，导致人所感受的外感疾病存在明显的季节性特征。

雷丰特别重视知时论证、因时施药。"时有温、热、凉、寒之别"，故对外感时病的辨治，必须以知时为先，既要通晓五运六气的流转运行规律，又要关注四季温热凉寒的变换和二十四节气的更替，以四时为纲，六气为目，紧扣二十四节气，明察时令，按时分病。同时，还要注意疾病随时间变化，通过调节服药时间和间隔时间等，来顺应人体的时间节律，达到更好的治疗效果。

（1）参合运气

雷丰认为，"治时令之病，宜乎先究运气"（《时病论·附论·五运六气论》），要充分掌握和运用"五运六气"学说。他指出："夫春时病温、夏时病热，秋时病凉，冬时病寒，何者为正气，何者为不正气，既胜气复气，正化对化，从本从标，必按四时五运六气而分治之，名为时医。"（《时病论·小序》）这是雷丰学术思想体系的核心。

雷丰在《时病论》中强调说：《经》曰：不知年之所加，气之盛衰，不可以为工也。"（《附论·五运六气论》）他悉心研究五运六气学说，探究气候变化与发病的关系，认为临证应适当考虑每岁的"气运"，即司天在泉之气、客主加临的气化、岁运的太过不及等，这些有助于诊断疾病，可以及时预见外感病的发病和流行情况，并在临床上作出相应的应对措施。

雷丰指出："近世之医，皆谓五运六气，与岁多有不应，置之弗习，是未达夫天地之常变也。"(《时病论·附论·五运六气论》)需要掌握五运六气变化的"常"与"变","常者如君相司令则当热，寒水主政则当寒，变者当热反寒，当寒反热之类是也"。雷丰认为，五运六气学说揭示的客观规律，对于研究外感病的发病和辨治很有帮助。他指出："在学者，先宜熟此有定之常，然后审其无定之变可也。"

在"五运六气论"这一篇中，雷丰据《黄帝内经》理论指出："试以其常而言之，五运者，木、火、土、金、水也，一运主七十二日有奇。"主运每年的顺序相同，"盖主运主气，岁岁皆然；客运客气，年年更换"。按照春木、夏火、长夏土、秋金、冬水，"每年从大寒日，初交木运，二为火运，三为土运，四为金运，终为水运，此主运也"。雷丰引述《黄帝内经》观点，指出："《经》曰：'甲己之岁，土运统之；乙庚之岁，金运统之；丙辛之岁，水运统之；丁壬之岁，木运统之；戊癸之岁，火运统之。'如甲己之年，甲己化土，土为初运，金为二运，水为三运，木为四运，火为五运，此客运也。"

六气则"一气司六十日有奇"，分别为"风、君、相、湿、燥、寒也"，分为主气、客气。其云："主气亦从大寒日交，厥阴风木为初气，少阴君火为二气，少阳相火为三气，太阴湿土为四气，阳明燥金为五气，太阳寒水为终气，此主气也。""客气每岁循环，依年推算，如子午之年，初为寒水，二为风木，三为君火，四为湿土，五为相火，终为燥金。"每年第三气为司天，第六气（终气）为在泉。"倘遇壬、戊、甲、庚、丙之年，皆曰太过。""丁、癸、己、乙、辛之年，皆曰不及。"如此乃为"五运六气之主客，司天在泉，太过不及之大概"，"故五运六气合行，而终一岁"。

外感病的病因是六淫之邪，六气异常的变化就是六淫，研究六气变化的学说非运气学说莫属。雷丰在进行医理论述和病例分析时，并不过多使用主运、客运、司天、在泉等运气术语，而是将运气学说的精髓贯穿于其全书大纲、病证分类、治法选择、方药选用和临证医案之中，以运气理论为基础，将伤寒、温病、疟、痢等外感病统一了起来，从临床角度较好地发挥了《黄帝内经》提出的五运六气学说。

（2）分时论病

雷丰发现感受四时六气而发生的外感病，随着四季变换而呈现出不同的时令特征，"夫春时病温，夏时病热，秋时病凉，冬时病寒"。（《时病论·小序》）因此他指出时病乃"感四时六气为病之证也，非时疫之时也"（《时病论·凡例》），强调"知时论证"。

首先，雷丰关注到四季变换与疾病的关系。他发现不同季节中人体感受较多的外邪性质不同，比如春季主要为风邪致病、夏季常为暑邪致病、长夏多为湿邪、秋季易感燥邪、冬季多中寒邪等。故雷丰指出辨治外感病必须根据季节时令，结合病证特点，方能丝丝入扣，"是为时医必识时令，因时令而治时病，治时病而用时方，且防其何时而变，决其何时而解，随时斟酌，此丰时病一书所由作也"（《时病论·小序》），突出了一个"时"字。

其次，雷丰还发现，即使是同一季节发生的外感病，随着节气变换还会表现出不同的临床特征。故雷丰将二十四节气纳入其划分不同病证的时间标准当中，更为深入细致地把握时令气候变化对疾病发生发展趋势的影响，指出鉴别疾病和立法处方都必须结合节气。如雷丰根据时令对《黄帝内经》论秋湿和喻嘉言论秋燥进行比较，认为"湿气在于秋分之前，燥气在于秋分之后"（《时病论·卷之六·秋伤于湿大意》），"盖《内经》论湿，殆在乎立秋、处暑、白露，湿土主气之时；喻氏论燥，殆在乎秋分、寒露、霜降，燥金主气之候"（《时病论·卷之七·秋伤于湿冬生咳嗽大意》），从而从节气变化角度统一了"秋伤于湿"与"秋伤于燥"这两种对立的观点。这种做法避免了伤寒与温病的争论，对统一外感病的证治理法体系具有启示作用。

《时病论》共分 8 卷，均以时间为纲对疾病进行归类。第一、二卷为春季，分别以"冬伤于寒春必病温"和"春伤于风"为题，研究春季的伏邪和新感疾病；第三、四卷分别以"春伤于风夏生飧泄"和"夏伤于暑"为题，讨论夏季发生的伏邪与新感疾病；第五卷"夏伤于暑秋必痎疟"和第六卷"秋伤于湿"，讨论秋季伏邪疾病和新感疾病；最后两卷则分别以"秋伤于湿冬生咳嗽"和"冬伤于寒"为题，论述冬季发生的伏邪和新感疾病。雷丰主要在奇数章节即第一、三、五、七卷探讨伏邪病证，在偶数章节即第二、四、六、八卷探讨新感病证，但也有例外，如新感病证寒泻、火泻、暑泻、湿泻、痰泻、食泻六种归于第三卷，新感病证秋暑归于第五卷，而伏气病证热病归于第四卷。

雷丰一共探讨了春温、飧泄、暑疟、痰嗽等 35 种伏邪疾病，及伤风、伤暑、伤湿、伤寒等 37 种新感疾病。雷丰对每种病都从病因病机、证候、方药等方面进行了全面论述。

雷丰认为春季有 5 种伏邪病证，春温是伏寒之后再次感受寒邪而发，风温是伏寒之后感受风邪而发，温病发于春季阳气弛张之时，温毒发生于春夏之交，晚发比温病晚一个节气、发于清明之后。而春季还有七种新感病证，都明显受到天地间邪气的影响，依风邪强弱与兼夹他邪情况，发为伤风、风寒等不同的疾病。

雷丰指出，夏季的多种新感病中，疰夏发于春末夏初，热病发于孟夏，霉湿发于仲夏，伤暑、冒暑等发于季夏。这是因为"疰夏者，因时令之火为病"（《时病论·卷之四·夏伤于暑大意》），"霉湿者，入霉之后，梅雨淫淋，感其雨湿之气为病"，季夏之时"天暑地热"，暑热之邪大盛，伤暑、冒暑、中暑、暑风、暑温、暑咳、暑瘵等病大作，"此皆季夏由暑气所伤之证也"，与时令关系密切。泄泻中有 6 种归于新感，分别为寒泻、火泻、暑泻、湿泻、痰泻、食泻。伏邪而致的泄泻病中，飧泄交夏而成，"邪气留连，乃为洞泄"；痢疾一类，"诸痢多发于秋令，或发于夏秋之交，惟风痢独发于夏，盖由春时之伏气，从内而发"（《时病论·卷之三·风痢》）。热病较为特殊，雷丰将其归于《时病论·卷之四·夏伤于暑大意》之中，但其乃是冬季伏气为病。其云："《经》曰：冬伤于寒，春必病温，至夏为热病……热病因伏气者了然，然较晚发更发于晚，比诸温更伏于深。"

　　至于秋季新感病，雷丰以秋分节气为划分，将秋季一分为二。前半段"大暑至白露，正值湿土司权，是故谓之'秋伤于湿'"（《时病论·卷之六·秋伤于湿大意》），后半段"燥金主气，自秋分而至立冬"（《时病论·卷之六·秋燥》）。此即"湿气在于秋分之前，燥气在于秋分之后"。秋分前"因湿为病者有六：一曰伤湿，一曰中湿，一曰冒湿，一曰湿热，一曰寒湿，一曰湿温"，其中"湿热者，夏末秋初感受为多，他时为少"。喻嘉言认为"燥令行于秋分之后"，人体肺金应之，易患秋燥，这一学术观点补充《黄帝内经》所论。雷丰也采纳了这一观点，论述了秋燥病。雷丰指出秋暑也属新感病证，"秋时炎蒸于夏，而内并无伏气，其见证与阳暑相似者"（《时病论·卷之五·夏伤于暑秋必痎疟大意》）。秋季的伏邪病证，主要是各种疟疾，包括暑疟、风疟、寒疟、湿疟等，为"夏令伤于暑邪，甚者即患暑病，微者则舍于营，复感秋气凉风，与卫并居，则暑与风凉合邪，遂成痎疟矣"，另有一种"似疟非疟之伏暑，亦因伏天受暑而发于秋，最难速愈"，不得不辨。

　　冬令新感病证有伤寒和冬温。伤寒乃"交立冬之后，寒气伤人"，"一有不谨，则寒遂伤于寒水之经，即病寒热无汗，脉来浮紧，名曰伤寒是也。一交春令，便不可以伤寒名之"（《时病论·卷之八·冬伤于寒大意》）。若"冬应寒而反温，非其时而有其气"，人感之则发为冬温。冬季的伏邪病证包括痰嗽和干咳两种，前者伤于伏湿，后者伤于伏燥，无论"伤湿伤燥而咳嗽者，皆由秋令之伏气而发于冬"（《时病论·卷之七·秋伤于湿冬生咳嗽大意》)。

表1　四时新感病、伏邪病病名列表

	新感病	伏邪病
春时	伤风、冒风、中风、风寒、风热、风湿、寒疫	春温、风温、温病、温毒、晚发
夏时	寒泻、火泻、暑泻、湿泻、痰泻、食泻（附：饮泻）、伤暑、冒暑、中暑（附：暑厥）、暑风、暑温、暑咳、暑瘵、霍乱、痧气、秽浊、疰夏、霉湿	飧泄、洞泄、风痢、寒痢、热痢（附：暑痢）、湿痢、噤口痢、水谷痢、休息痢、五色痢（诸痢）、热病、温疟
秋时	秋暑（附：秋凉）、伤湿、中湿、冒湿、湿热、寒湿、湿温、秋燥	暑疟、风疟、寒疟、湿疟、瘅疟、瘴疟、牝疟、痰疟、食疟、疫疟、鬼疟、虚疟、劳疟、疟母、三日疟、伏暑
冬时	伤寒、中寒、冒寒、冬温	痰嗽、干咳

雷丰在辨证时，时刻注意时令天气。例如，《时病论·卷之六》"秋湿时节忽患暴中"一案，时正孟秋，"炎蒸如夏，乍雨如霉"，患者王某罹患中风，"倏然昏倒，不知人事，痰响喉间"。其他医生认为是中寒之证，拟用四逆、大顺之方，桂、附之品。雷丰认为脉证中无寒邪，且此时正值湿土主气，相火客气，又非寒水加临之候，故力排众议，诊断为中湿病，用宣窍导痰法，方拟藿香、神曲、川朴、杏仁、制夏、陈皮、菖蒲、远志、竹沥、姜汁，另加服苏合香丸取效。

雷丰在对疾病进行命名时，多采用邪气名称，如风温、伤风、暑泻、伤暑、湿疟、痰嗽等。他也常考虑时令特征，如春温、疰夏、秋燥、冬温等。

雷丰对多种疾病进行了细致的分类。如《时病论·卷之三·春伤于风夏生飧泄》中，将泄泻分为飧泄、洞泄、寒泻、火泻、暑泻、湿泻、痰泻、食泻和饮泻，将痢疾分为风痢、寒痢、热痢、暑痢、湿痢、噤口痢、水谷痢、休息痢、五色痢等。

总的来说，《时病论》强调"知时论证"，以季节、节气等时令变换为核心，关注六淫邪气，将发病时间用于区分具体的病证，并以季节、节气划分和命名外感病，总结不同季节、节气病证的临床特点和治疗规律，为外感病的辨证分型提供了思路。

（3）新感病证

雷丰发现，在感受时令之邪后，是感而即发，还是伏藏一段时间之后再发作，在临床证候上有很大差异。他将所知的外感病都进行了区分，认为一年四季都有新感疾病的发生，也都有伏邪为病的情况，并且对新感和伏邪病证进行了讨论。

所谓新感，雷丰认为是四季时令"所伤之新邪，感之即病，与不即病之伏气，相去天渊，当细辨之"（《时病论·卷之二·春伤于风大意》）。

因为新感病感邪即发，所以雷丰多以当季时令邪气直接命名。"春伤于风"的新感病有伤风、冒风、中风、风寒、风热、风湿等；"夏伤于暑"的新感病有伤暑、冒暑、中暑、暑温、暑咳、暑瘵、疰夏等；"秋伤于湿（燥）"的新感病有伤湿、中湿、冒湿、湿热、寒湿、湿温、秋燥等；"冬伤于寒（温）"的新感病有伤寒、中寒、冒寒、冬温等。

春季新感疾病，发于"当春厥阴行令，风木司权之候，伤乎风也"。此时多风，气候温煦，阳气升发，风或伤于卫、或冒于表、或中于里、或兼夹他邪为害，容易产生伤风等7种早晚不同、轻重有别的疾病，其中包括受风邪而发的伤风、冒风、中风，挟邪而起的风寒、风热、风湿，以及感非时之气的寒疫等病。首先，春季新感风邪发病，轻重有别，"轻则曰冒，重则曰伤，又重则曰中"；"如寒热有汗，是风伤卫分，名曰伤风病也；鼻塞咳嗽，是风冒于表，名曰冒风病也；突然昏倒，不省人事，是风中于里，名曰中风病也，当分轻重浅深而治之"（《时病论·卷之二·春伤于风大意》)。其次，风邪与寒、热、湿等邪气相兼为病。如"当春尚有余寒，则风中遂夹寒气，有感之者是为风寒；其或天气暴热，则风中遂夹热气，有感之者是为风热；其或春雨连绵，地中潮湿上泛，则风中遂夹湿气，有感之者是为风湿"。风中夹寒气易为风寒病，夹热气易产生风热病，夹湿气则为风湿病，邪气各随气候变化，人体感邪而病。其中，风寒病的主症是"寒热头痛，汗出不多，或咳嗽，或体酸"，脉象为"脉来浮大，或兼弦紧是也"。最后，"倘春应温而反寒，非其时而有其气，有患寒热如伤寒者，是为寒疫"；"疫者役也，若役使然，大概众人之病相似者，皆可以疫名之"（《时病论·卷之二·寒疫》），具有流行性特征。雷丰认为，新感病证与伏气病证，即使发于同一季节，也必须区分开来，指出"此七者皆春令所伤之新邪，感之即病，与不即病之伏气，相去天渊，当细辨之"。辨别新感病证尤其需要注意观察当季当时的气候情况，以帮助作出正确的诊断。

夏季新感发于季夏，"小暑、大暑当令"，"其时天暑地热，人在其中，感之皆称暑病"（《时病论·卷之四·夏伤于暑大意》）。其中"暑邪袭人，有伤暑、冒暑、中暑之分"，伤暑又分为伤阴暑、伤阳暑两种。"伤暑者，静而得之为伤阴暑，动而得之为伤阳暑。冒暑者，较伤暑为轻，不过邪冒肌表而已"。阴暑脉象"浮弦有力，或浮紧"（《时病论·卷之四·伤暑》），阳暑脉象"浮洪有力，或洪数"。中暑一病"缘其人不辞劳苦，赤日中行，酷暑之气，鼓动其痰，痰阻心包所致"（《时病论·卷之四·中暑》），"其脉洪濡，或滑而数"。暑风"良由暑热极盛，金被火刑，木无所畏，则风从内而生，此与外感风邪之治法，相悬霄壤"（《时病论·卷之四·暑风》），不可误用汗法。暑温一病，"温者热之渐，热乃温之极也。其名暑温，比暑热为轻者，不待言矣"。暑邪与他邪相兼为病者，有霍乱、痧气、秽浊、霉湿等病，如霍乱为"暑气夹风、寒、湿、食扰乱于中"（《时病论·卷之四·夏伤于暑大意》）而得，暑湿相兼为患则成痧气、秽浊、霉湿等。需要注意的是，《时病论·卷之三·春伤于风夏生飧泄大意》中探讨了六种新感泄泻病。其云："然有寒泻、火泻、暑泻、湿泻、痰泻、食泻，虽不因乎伏气，又不得不并详之"；"寒泻则脉迟溺白，腹中绵痛；火泻则脉数溺赤，痛一阵，泻一阵；又有烦渴面垢为暑泻；胸痞不渴为湿泻；或时泻，或时不泻为痰泻；嗳气作酸，泻下腐臭为食泻。"这 6 种，再加上属于伏邪致病的飧泄和洞泄，"泄泻之病，殆于斯矣"。

秋季新感，雷丰认为，"大暑至白露，正值湿土司权，是故谓之'秋伤于湿'"（《时病论·卷之六·秋伤于湿大意》）。雷丰指出："因湿为病者有六：一曰伤湿，一曰中湿，一曰冒湿，一曰湿热，一曰寒湿，一曰湿温。"这几种都是湿邪为病，其中，伤湿有表里之分，"在表由于居湿涉水，雨露沾衣，从外而受者也"；"在里由于喜饮茶酒，多食瓜果，从内而生者也"。伤湿由外而受则头胀而疼、身重而痛，舌苔白滑，脉浮缓或濡小；伤湿由内而生则脘中不畅，舌苔黄腻，脉沉缓。湿邪化温称为湿温，湿邪化热称为湿热，寒湿者先伤于湿、后伤生冷。这一时令的湿热之邪多夹有暑邪，"盖斯时湿土主气，暑气渐退，湿令方来，而湿甚于暑者，故谓之湿热夹暑也"（《时病论·卷之六·湿热》）。此外还有秋燥之证，乃于秋分之后，燥金主动而生。雷丰从节气上区分了秋湿和秋燥，指出："湿气在于秋分之前，燥气在于秋分之后。"较为特殊的是秋暑，也属新感病证，七月暑气渐减，而凉气渐生，其时炎熇尚存，一如盛夏，亦有较盛夏更热之年，人感其热而病为秋暑，即世俗所称秋老虎，其证"见壮热烦渴，蒸蒸自汗，脉象洪濡或数"，类似于夏季阳暑证。雷丰另附录了一种秋凉之证，乃是"交秋令以来，凉气袭人，人感其气，即患头痛恶寒，发热无汗，脉象浮弦或紧"，类似于阴暑证。雷丰指出："每见近时之医，不究六气者多，一交秋令，便云秋燥。不知初秋烦热，是为秋暑。"季节时令固然重要，但不同年份同一季节的运气情况、天气状况仍然千差万别，必须依照实际气候情况来辨证施治，不可执泥于某季必发某病、必以何法治之。

冬时新感，据《时病论·卷之八·冬伤于寒大意》记载："《经》曰：冬伤于寒。谓交立冬之后，寒气伤人。""立冬之后，寒水主政之时"（《时病论·卷之八·伤寒》），人"一有不谨，则寒遂伤于寒水之经"，而发为伤寒，"头疼身痛，寒热无汗，脉来浮紧"。伤寒有轻重深浅的区别，重者"直中三阴之里"，为中寒；轻者仅"寒邪冒于躯壳之外"，发冒寒。此外，还有冬温一证，乃"冬应寒而反温，非其时而有其气，人感之而即病者"（《时病论·卷之八·冬温》），与时令气候的失常有关，其证为"头痛有汗，咳嗽口渴，不恶寒而恶热"，阳脉浮滑有力。相比于伏寒为患，新感寒邪较重，"倘受微寒微温之气，当时未发，必待来春而发者，便是伏气之病"（《时病论·卷之八·冬伤于寒大意》）。

综上所述，雷丰对30余种新感病从发病机理、脉象特征、证候特点等都进行了较为全面的分析，对我们今天辨析新感疾病仍有借鉴价值。

（4）伏邪病证

伏气病在《黄帝内经》中已有论述。《素问·生气通天论》云："是以春伤于风，邪气留连，乃为洞泄；夏伤于暑，秋为痎疟；秋伤于湿，上逆而咳，发为痿厥；冬伤于寒，春必温病。"指出人体感受四时邪气之后，可能并不当时发病，而是伏留于人体，过一季乃发。雷丰在《时病论·卷之三·洞泄》《时病论·卷之五·临证治案》等篇中引用了上述内容，并对伏邪的具体原因和部位进行了阐发，对伏邪病证做了进一步辨析。

雷丰认为，人体外感六淫邪气之后，因邪气轻微、人体正气尚且充盛，未能马上发病，虚处伏邪，潜藏于人体内的肌肤腠理或肾、脾、肺等处，等到一季或数季后再感新邪，或由天地阴阳气息变化引动，或正气虚衰、邪气偏盛而发病。雷丰将此类病证，称之为伏邪病证。

在《时病论·卷之一》中，雷丰将春季伏邪病证分为春温、风温、温病、温毒、晚发五种，与冬季感受寒邪、伏留人体有关。春温为冬季和春季两次感受寒邪导致，"盖春温者，由于冬受微寒，至春寒而触发"，"其初起之证，头身皆痛，寒热无汗，咳嗽口渴，舌苔浮白，脉息举之有余，或弦或紧，寻之或滑或数"（《时病论·卷之一·春温》）。风温者，是风寒二邪相兼，"亦由冬受微寒，至春感风而触发"，"其证头痛恶风，身热自汗，咳嗽口渴，舌苔微白，脉浮而数"（《时病论·卷之一·风温》）。温病为伏寒化热，"由冬受微寒，寒酿为热，至来春阳气弛张之候，不因风寒触动，伏气自内而发"，"其证口渴引饮，不恶寒而恶热，脉形愈按愈盛"（《时病论·卷之一·温病》）。温毒是感受乖戾之气后复感温热之邪而发病，"由于冬受乖戾之气，至春夏之交，更感温热，伏毒自内而发"，"其证心烦热渴，咳嗽喉痛"，"其脉浮沉俱盛"（《时病论·卷之一·温毒》）。晚发与温病病因病机相似，但时间略晚，"由冬受微寒，当时未发，发于清明之后，较诸温病晚发一节也"，"其证头痛发热，或恶风恶寒，或有汗无汗，或烦躁，或口渴，脉来洪数"（《时病论·卷之一·晚发》）。以上五种春季伏邪疾病，"皆由冬伤于寒，伏而不发，发于来春而成诸温病者"（《时病论·卷之一·冬伤于寒春必病温大意》）。

《时病论·卷之三·春伤于风夏生飧泄大意》一节载述了泄泻和痢疾。泄泻中的飧泄和洞泄两种由伏气而生，"春伤于风，夏生飧泄者，此不即病之伏气也。盖风木之气，内通乎肝，肝木乘脾，脾气下陷，日久而成泄泻。《经》又云：邪气留连，乃为洞泄。此亦言伏气为病。可见飧泄洞泄，皆由伏气使然"。雷丰对痢疾进行了分类，指出："痢有风、寒、热、湿、噤口、水谷、休息、五色之分，均宜辨治。"雷丰描述了各种痢疾的主症："风痢者，似肠风下血而有痛坠；寒痢者，下稀水而清腥，腹中痛甚；热痢者，如鱼脑而稠黏，窘迫而痛；湿痢者，色如豆汁，胸闷腹疼；又有下痢不食，或呕不能食，名噤口痢；糟粕脓血杂下者，名水谷痢；时发时止者，名休息痢；五色脓血相混而下，名五色痢。"雷丰指出，从发病季节来看，痢疾多发于秋季或夏秋之交，只有风痢好发于夏季，这点与《灵枢·论疾诊尺》所载"春伤于风，夏生后泄肠澼"之语不尽相同，需要医者临床多加判断，不可胶执。

《时病论·卷之五·夏伤于暑秋必痎疟大意》中，主要讨论了各种伏邪导致的疟疾。雷丰依据《黄帝内经》所云"夏伤于暑，秋必痎疟"展开论述。雷丰指出疟疾是由夏季暑邪伏留，与秋季风凉合邪而成，有多种分型，"疟之为病，非止一端，当分晰而治之"。雷丰认为疟疾主要包括暑疟、风疟、寒疟、湿疟、温疟、瘅疟、痹疟、牝疟、痰疟、食疟、疫疟、鬼疟、虚疟、劳疟、疟母、三日疟等。其中"暑疟者，恶寒壮热，烦渴引饮也"；有兼夹邪气者包括"风疟者，寒少热多，头疼自汗也。寒疟者，寒长热短，头疼无汗也。湿疟者，寒重热轻，一身尽痛也"；"温疟则先热后寒，因于冬令伏气"，"瘅疟则发时昏闷，因感山岚瘴气"，与其他诸疟的病因不尽相同，温疟发于夏季，与其他诸疟不同；正气虚衰，邪气入侵，可发为虚疟，也可为三日疟；余下痹疟、牝疟、痰疟、食疟、疫疟、鬼疟、疟母等症状各有不同。同一卷中，雷丰对伏暑、秋暑两种病证进行论述，强调不可将其误为疟而治。

《时病论·卷之七》讨论了痰嗽和干咳两种伏气咳嗽，雷丰将两种咳嗽按照节气进行了分类。其中，"秋初伤湿不即发者，湿气内酿成痰，痰袭于肺而作嗽，名曰痰嗽，治宜理脾为主，渗湿为佐"（《时病论·卷之七·秋伤于湿冬生咳嗽大意》），而"如秋末伤燥，不即发者，燥气内侵乎肺，肺失清降而作咳，名曰干咳，治宜理肺为主，润燥为佐"，秋初包括立秋、处暑、白露三个节气，乃湿土主气之时，秋末指秋分、寒露、霜降三个节气，乃燥金主令之候。湿与燥两种邪气均可伏留至冬季，因湿气内酿成痰袭肺或燥气内侵肺脏而产生咳嗽。但这两种疾病感邪节气、邪气性质、邪伏部位、发病机制、主要症状各不相同，必须区分治疗。

多数的伏邪病证都是越一季而发，此即《素问·阴阳应象大论》所论"冬伤于寒，春必病温；春伤于风，夏生飧泄；夏伤于暑，秋必痎疟；秋伤于湿，冬生咳嗽"。但也有伏邪病证越二季而发，如《时病论·卷之五》温疟"由冬令感受风寒，伏藏于骨髓之中，至春不发，交夏阳气大泄，腠理不致，或有所用力，伏邪与汗并出，此邪藏于肾，自内而达于外"，冬季受邪而夏季发病。《时病论·卷之四》热病也是如此，"《经》曰：冬伤于寒，春必病温，至夏为热病。热病者，乃冬伤正令之微寒，未即病也。倪氏谓：交立夏以来，久伏之气，随时令之热而触发，故初病即发热汗出，口渴心烦，不恶寒而反恶热，脉来洪大之象，是为热病也"，"热病因伏气者了然，然较晚发更发于晚，比诸温更伏于深"。

雷丰多以发病时令节气来辨别和命名伏气发病，例如"春时之伏气有五：曰春温也，风温也，温病也，温毒也，晚发也"。其中"大寒至惊蛰，乃厥阴风木司权，风邪触之发为风温；初春尚有余寒，寒邪触之发为春温；春分至立夏，少阴君火司令，阳气正升之时，伏气自内而出，发为温病、温毒；晚发仍是温病，不过较诸温晚发一节也"（《时病论·卷之一·晚发》）。

伏气病证与新感病证相比有其特殊的临床表现：

①伏气内藏，邪自内发外，初起便见里证。如伏气温病，因伏寒化温，内热为本，新邪为标，发病初起便可出现口渴、咳嗽、心烦、自汗、咽喉肿痛、发颐、脉滑或数等症状体征，甚至出现神昏、谵语、手足瘈疭、发斑、发疹等临床表现，或内热伤津，或热伤营血，或热扰心神。又如，夏季之飧泄、洞泄、风痢，开始便是腹痛、腹泻等里证。

②伏气病感邪轻发病重，传变迅速。伏气病因有伏邪先伤于内，邪势渐盛，仅需稍感新邪，即可里应外合，快速传变。因此，伏气病相比于新

感病，感邪较轻，发病较重，邪气伏藏越久，发病症状越重；伏邪越强大，其传变越迅速。如春季的伏气病"温毒"，由于人感暖冬之气，当时未发病，到春夏之交，邪气伏藏日久化为火毒，此时又新感温热时邪，伏毒自内而出，表里皆热，病证初起便表现出脉象实大、心烦热渴、咳嗽喉痛、舌绛苔黄，甚至出现发斑、发疹、发颐、喉肿等证。

③伏邪病患者所表现出来的症状，与发病时感受到的邪气性质不一定相符。这是由于伏邪病，伏邪的性质与新感受的外邪往往并不相同所导致。例如，痰嗽一证，是冬季"稍感寒气"而诱发，但并不表现为寒邪症状，这是因为其病的根本为秋季"先伤于湿，湿邪内踞于脾，酿久成痰，痰袭于肺"（《时病论·卷之七·痰嗽》），冬季的寒气只是诱因；同样的道理，对春温一病，春天所感受的新邪为寒邪，但此病发病即呈现热象，乃是由去年冬天感受微寒、伏寒化热而成，新感的寒邪仅仅为诱因，并不是病本。

④发病初期便出现虚象，甚至趁虚而发。由于伏气盘踞于体内，耗伤正气在先，所以起病便可显现虚象。例如，春季的伏气温病，"冬受寒气，伏而不发，久化为热"（《时病论·卷之一·温病》），不因风寒触动，乃邪气耗损正气，趁虚而发，起病便有口渴、心烦、脉数等津液损伤的临床表现；夏季的伏气飧泄，"盖风木之气，内通乎肝，肝木乘脾，脾气下陷，日久而成泄泻"（《时病论·卷之三·春伤于风夏生飧泻大意》），发病时正气已虚，起病便有中气虚寒下陷的临床特征；"元气本虚，感邪患疟为虚疟"，"正气本虚，邪客于腑，间两日而作者为三日疟"（《时病论·卷之五·夏伤于暑秋必痎疟大意》），暑疟"渐早为轻，因正气胜而外出；渐晚为重，因邪气胜而内入"（《时病论·卷之五·暑疟》），发病的早晚、病情的轻重体现了正邪斗争的胜负情况。

总的来说，雷丰辨治外感病，始终以时令变化为依据，指出多种外感疾病均有其多发的时段，不仅重视四时更替，也注意到了节气变更，如以节气为依据划分温病、晚发、秋湿、秋燥、痰嗽、干咳等。雷丰依时论证，指出新感病感邪即发，伏邪病感邪之后潜伏于体内，或得天时、气候变化而发作，或再感外邪引动，或得劳、趁虚而发。他对于新感病证和伏邪病证的因、机、证、治的对比研究，对于我们今天外感病的分类、病性、病位、病势等的判断，以及治法的选择都有参考价值。

2. 辨体立论

雷丰在《时病论·自序》中指出："体有阴、阳、壮、弱之殊"，临证当明辨其差异，因人制宜，注意在发病过程中人体正邪关系的变化。由于雷丰提出"虚处伏邪"理论，故而尤为关注体质虚弱之人，在审因辨证和加减用药方面都予以特别关照。

（1）因人制宜

雷丰认为，不同体质的人容易感受的外邪不同，邪气侵犯和伏藏的部位不同，病情的发展和转归也不同。如雷丰指出伏气温病"其气伏藏于肌肤，或伏藏于少阴"，其差别在于"其藏肌肤者，都是冬令劳苦动作汗出之人；其藏少阴者，都是冬不藏精肾脏内亏之辈"（《时病论·卷之一·冬伤于寒春必病温大意》），所以在治疗时首先"必须辨其孰为劳苦之辈，孰为冬不藏精之人，最为切要"（《时病论·卷之一·风温》）。这两种体质的人，他们的疾病发展特点也不相同。"试观病势由渐而加，其因于劳苦者可知；一病津液即伤，变证迭出，其因于冬不藏精者又可知"（《时病论·卷之一·风温》）。

雷丰认为，即使是在同一季节发生的同类外感病，邪气性质相同，但由于人的生活条件和习惯等差异，在临床上也可以表现为不同症状，治疗时也应该因人制宜。例如，长夏伤暑"有阴阳之别"，雷丰引述张介宾观点指出："阴暑证，或在于表，或在于里，惟富贵安逸之人多有之，总由恣情任性，不慎风寒所致也"（《时病论·卷之四·伤暑》）；"阳暑证，惟辛苦劳役之人多有之，由乎触冒暑热，有势所不容已也"。雷丰进一步指出："夫阴暑之为病，因于天气炎蒸，纳凉于深堂大厦，大扇风车得之者，是静而得之之阴证也。""又有阳暑之病，缘于行旅长途，务农田野，烈日下逼得之者，是动而得之之阳证也。"前者"宜用辛温解表法减去防风，益以香薷、藿香治之"，后者"宜以清凉涤暑法去扁豆、通草，加石膏、洋参治之"，总的来说，"更宜审其体实、体虚而药之，自无不当耳"。

同时，雷丰强调对妇人、老人等特殊人群，在治疗时需多加关注。如《时病论·卷之一·临证治案》建德孙某之妻"有孕发斑"案，雷丰指出其不宜辛温发散，亦不可补养安胎，而当"以石膏、芦根，透阳明之热；黄芩、鲜地，清受灼之胎；佐连翘、甘草以解毒，荷叶以升提"等法。

总的来看，雷丰对影响个体发病、转归、治法的多种因素皆有探讨，包括体质、年龄、性别、生活条件和习惯、饮食和性情等，其著作处处体现了因人制宜的思想。

（2）体虚证治

如前所述，邪气多伏藏于体虚之人的虚处，如风温病"肾虚之体，其气伏藏于少阴"（《时病论·卷之一·风温》），牝疟病因"真阳素虚之体"故"邪气伏藏于肾"等。

某些疾病，由于虚弱体质而发病。如休息痢有因"肝脾内伤而致者，元气下陷而致者，肾虚不固而致者，皆当审其因而分治之"（《时病论·卷之三·休息痢》）。又如，牝疟"患斯证者，真阳素虚之体为多，缘当盛夏之时，乘凉饮冷，感受阴寒，或受阴湿，其阳不能制阴邪之胜"（《时病论·卷之五·牝疟》），治疗时若"日久不愈，温补之法为宜"。再如，"素来痰体，加感凉风而致疟者，以痰为本，故曰痰疟。饮食停积，加受外邪而致疟者，以食为本，故曰食疟"（《时病论·卷之五·食疟》）。

对体质虚弱之人，在治疗时首要应注意照顾正气。如《时病论·卷之五》劳疟"或因久病劳损，气血两虚而病疟也。或因劳役过度，营卫空虚而患疟也"。而《时病论·卷之五》虚疟乃因"元气本虚，感邪患疟"。治疗时可用休疟饮，"若汗散既多，元气不复，或以衰老，或以弱质，而疟有不能止者，俱宜用此"（《时病论·卷之五·备用成方》），方用人参、白术、何首乌、当归、炙甘草。而类中若"因气虚之体，烦劳过度，清气不升，忽然昏冒为虚中也，治宜补气"（《时病论·卷之二·中风》）。

雷丰强调需辨明体质以加减用药。如"凡有一切温热，总宜刻刻顾其津液，在阴虚者，更兼滋补为要耳"（《时病论·卷之一·风温》）。治风湿"阴虚之体，脉中兼数，宜加黄柏、车前；阳虚之体，脉内兼迟，宜入戟天、附片"（《时病论·卷之二·风湿》）。治风痉"如体素寒者，宜用培中泻木法加木香、苍术治之；体素热者，宜本法去吴萸、炮姜，加芩、连、煨葛治之"（《时病论·卷之三·风痉》）。治三日疟"如阴虚之体，益以首乌、当归；阳虚之体，益以鹿霜、潞党"（《时病论·卷之五·三日疟》）。再如，气虚之体患中风可用黄耆，阴虚之体患五色痢可用金银花、生地、白芍、黄芩等，根据患者的体质虚弱状况加减药味。

3. 辨病析证

雷丰强调诊治时病需详辨病因、辨别寒温，并阐明了温病与瘟疫的不同。同时，他注意各病病位、病机，区分一季之中相似疾病的轻重。此外，他对湿病概念、因机的探讨颇具特色，重点阐明了湿温、湿热的区别，详细论述了湿温的因机证治，并从运气角度解决了秋伤于湿与秋伤于燥的矛盾。

（1）详辨寒温

中医一直十分重视外感病的诊治，在历史传承和发展过程中，形成了伤寒学派与温病学派，对伤寒、温病、瘟疫等概念进行了广泛而深入的讨论。

雷丰在《时病论》中，区分了伤寒和温病。雷丰反对当时俗医把各种外感病统称为伤寒的做法，指出："人被寒所伤者，谓之伤寒，夫寒居六气之一，岂可混称乎？""盖时有温、热、凉、寒之别"，故需辨别寒温，"至温病、热病、痧症、疮疡，决不能混入伤寒"（《时病论·附论·辟俗医混称伤寒论》）。

雷丰指出冬令感寒是伤寒与春季伏温的共同病因，但两者病机大异，以此来区别寒温。他认为伤寒乃"冬伤于寒，甚者即病"，而温病为"微者不即病，其气伏藏于肌肤，或伏藏于少阴，至春阳气开泄，忽因外邪乘之，触动伏气乃发"（《时病论·卷之一·冬伤于寒春必病温大意》）。

从发病时令上看，雷丰"尝考寒水之令，在乎小雪、大雪、冬至、小寒之节，共主六十日有奇"（《时病论·附论·辟俗医混称伤寒论》），"盖小雪居于十月，乃六阴尽出之际，而寒气方盛之时；大雪、冬至居十一月，小寒居十二月，正凛冽发栗烈之候"，"斯时之气，人感触者，尽属伤寒之病"。"一交春令，便不可以伤寒名之"（《时病论·卷之八·冬伤于寒大意》），而其他各个时令的主气与此不同，"大寒至惊蛰之风木，春分至立夏之君火，小满至小暑之相火，大暑至白露之湿土，秋分至立冬之燥金等等之时所患者"，各有其特征。

从因机症状看，伤寒专指"交立冬之后，寒气伤人。其能固密者，何伤之有？一有不谨，则寒遂伤于寒水之经，即病寒热无汗，脉来浮紧，名曰伤寒是也"，其证由表及里，治用辛散太阳法加减，方拟桂枝、羌活、防风、甘草、淡豆豉、生姜、紫苏、葱白，"其传经、两感、合病、并病，及误治、变证、坏证，仲景书中细详"（《时病论·卷之八·伤寒》）。伤寒又可根据轻重、浅深，分为冒寒、伤寒、中寒三种，冒寒最轻，宜辛温解表法；中寒最重，多以"甘热祛寒法治之。若寒中太阴，以干姜为君，少阴以附子为君，厥阴以吴萸为君"（《时病论·卷之八·中寒》）。

"春时之伏气有五：曰春温也，风温也，温病也，温毒也，晚发也……此五者，皆由冬伤于寒，伏而不发，发于来春而成诸温病者"（《时病论·卷之一·冬伤于寒春必病温大意》），"不知温病、热病，皆属伏气……岂可混称为伤寒乎？"（《时病论·附论·辟俗医混称伤寒论》）"春温者，由于冬受微寒，至春感寒而触发。风温者，亦由冬受微寒，至春感风而触发"，而"温病者，亦由冬受微寒，寒酿为热，至来春阳气弛张之候，不因风寒触动，伏气自内而发"，此为内郁化热而发，其证由里外达。

除了春季发病的伏气温病之外，雷丰还指出有新感的温病和热病，如夏之暑温、秋之湿温和冬之冬温等，各随时令气候而生。"君火秉权之候，有温病、温毒也；相火主政之时，有热病、暑病也"。（《时病论·卷之八·冬温》）如属于新感病的冬温，"虽发于冬时，然用药之法，与伤寒迥别。盖温则气泄，寒则气敛，二气本属相反，误用辛温，变证迭出矣"，"宜用辛凉之法，慎勿误用麻、桂、青龙"（《时病论·卷之八·冬伤于寒大意》）。具体治法需考虑温邪侵袭的部位而定，如"温邪窜入肺经也，宜用辛凉解表法加连翘、象贝治之。口渴甚者，温邪入胃腑也，再加芦根、花粉治之"，"温邪已陷于里也，宜以清凉透邪法加葛根、黄芩治之"。若出现神气昏愦，谵语错乱，舌苔转黑者，则属重症，"勉以祛热宣窍法治之，紫雪丹亦可用之"。

雷丰对温病的治疗有两人特点：一是重视清热祛邪。雷丰采用辛凉解表法、解肌散表法、清热解毒法、清凉荡热法、清凉透邪法、清凉透斑法、宣阳透伏法等给邪以出路，药用芦根、连翘、竹叶、豆豉、绿豆衣等清轻宣透之品，重用石膏等清热之药。如"温热内炽，外无风寒，及暑温冬温之证"，可用《时病论·卷之一》凉解里热法，药用鲜芦根、大豆卷、天花粉、生石膏、生甘草，暑温还可随证用清热保津法、清凉涤暑法等治疗。

二是重视顾护津液。温病易伤津耗液，"阳气盛则阴益伤"（《时病论·卷之五·瘅疟》），故雷丰提出"凡有一切温热，总宜刻刻顾其津液"（《时病论·卷之一·风温》）。这是《时病论》治温的总纲，无论新感、伏气均一以贯之，用润下救津法、甘寒生津法、甘咸养阴法等，"倘蹉跎失治，伤及真阴，遂难疗矣"（《时病论·卷之四·暑瘵》）。例如，《时病论·卷之五》治瘅疟之甘寒生津法，雷丰"首用生地、麦冬，甘寒滋腻以生津液。此证不离心肺胃三经，故以翘、竹清心，沙参清肺，膏、蔗清胃，梨汁生津"。

雷丰总结指出：狭义伤寒专指"小雪至小寒而重感者，为真伤寒"，此种伤寒又可以病情轻重、浅深细分为冒寒、伤寒、中寒三种。"风、暑、燥、湿、火，先伤寒水之经者，亦可称为伤寒"，这些是广义伤寒。此外尚有"兼痰、食、气、血者，是为伤寒之兼证"。"至温病、热病、痧症、疮疡，决不能混入伤寒"。（《时病论·附论·辟俗医混称伤寒论》）

但同时，雷丰指出伤寒学派与温病学派在学术上一脉相承。雷丰认为张仲景《伤寒论》中"伤寒之寒字，为寒水之经之寒，非寒热之寒也"（《时病论·附论·辟俗医混称伤寒论》）。张仲景的伤寒辨证、立法、方药"明明指人统治六气，而非仅治一寒邪"，如"白虎汤以治暑，五苓散以治湿，炙甘草汤以治燥，大小承气以治火"等。雷丰强调《伤寒论》是治疗外感病的经典著作，必须认真学习。他指出："凡学治时病者，必须读仲景《伤寒论》，参读时贤之书，考古酌今。"（《时病论·附论·伤寒书统治六气论》）

总的来看，雷丰辨病注重时令节气，区分伏气与新感，治温重视清热祛邪和顾护津液。他客观地分析了伤寒与温病的区别与联系，并没有偏向伤寒学派或温病学派任何一家，而是从"知时论证"的角度，构建了完整的外感病诊疗体系，较好地继承了历代医家对伤寒和温病的研究成果。

（2）区别温瘟

温病与瘟疫这两个概念在《黄帝内经》中皆有论述。前者如《素问·生气通天论》所云："冬伤于寒，春必温病。"后者如《素问遗篇·刺法论》："天地迭移，三年化疫。"及"黄帝曰：余闻五疫之至，皆相染易，无问大小，病状相似，不施救疗，如何可得不相移易者？"

后世医家对此有所探讨。较为重要的观点，如明代吴有性在《温疫论·自序》中所论："夫温疫之为病，非风、非寒、非暑、非湿，乃天地间别有一种异气所感。"但吴有性未完全区分瘟疫与温病，《温疫论·下卷·正名》云："夫温者热之始，热者温之终，温热首尾一体，故又为热病即温病也。又名疫者，以其延门阖户，又如徭役之役，众人均等之谓也。"《温病条辨·卷一·上焦篇·风温、温热、温疫、温毒、冬温》云："温病者：有风温，有温热，有温疫，有温毒，有温暑，有湿温，有秋燥，有冬温，有温疟。"上述观点将瘟疫概念纳入温病范畴之内。

雷丰认为吴有性与吴鞠通所治疗和论述的外感病并不相同。其云："又可著书，正崇祯离乱之凶年；鞠通立论，际乾嘉升平之盛世。一为瘟疫，一为温热，时不同而病亦异。"（《时病论·附论·温瘟不同论》）他指出二者在运气条件、病因、病位、传变途径、病势缓急、证候特点、治法方药等方面皆存在明显差异，"温病之书，不能治瘟疫；瘟疫之书，不能治温病"。吴有性的专著是用来指导瘟疫治疗的，而吴鞠通的著作是为治疗温病所设，不可将二者混淆。

雷丰专门撰写了"温瘟不同论"一篇，系统阐明瘟疫与时气温病不同。他认为"温者，温热也；瘟者，瘟疫也；其音同而其病实属不同"，"温热本四时之常气，瘟疫乃天地之厉气，岂可同年而语哉"，"夫四时有温热，非瘟疫之可比。如春令之春温、风温，夏令之温病、热病，长夏之暑温，夏末秋初之湿温，冬令之冬温"，这些温病发病具有一定的季节性，每年都会出现，病情也没有瘟疫严重。雷丰认为寒疫、瘟疫也应当区别开，指出："瘟疫乃天地之厉气，寒疫乃反常之变气也。"（《时病论·卷之二·寒疫》）

对于瘟疫，雷丰接受吴有性的观点，认为："邪从口鼻而入，则其所客，内不在脏腑，外不在经络，舍于伏脊之内，去表不远，附近于胃，乃表里之分界，是为半表半里，即《针经》所谓横连膜原是也。"（《时病论·附论·温瘟不同论》），"惟瘟疫之气，秽浊之气，乃论三焦可也。以其气从口鼻而入，先扰于上，次传中下，除此而外，则风、寒、暑、湿、燥、火，无不尽从表入"（《时病论·附论·伤寒书统治六气论》）；瘟疫传变迅速，病情严重，初起便可出现高热、头痛身疼、头面颈项颊腮并肿、胸高胁起、呕汁如血、喉痛、便秘等症状；瘟疫具有强烈传染性，"沿门合境，尽患瘟疫"；瘟疫多发生于社会动荡、兵变灾荒之年；瘟疫病名有大头瘟、疙瘩瘟、瓜瓤瘟、虾蟆瘟、鸬鹚瘟、杨梅瘟、葡萄瘟等；治疗瘟疫可参考吴有性的《温疫论》。总的来看，雷丰认为瘟疫是在特定时期，因感受天地之厉气而发，具有强烈传染性，危害性极大的一类疾病。

《时病论》主要论述了温热及湿热性质的时行温病，其所记载的各种疾病相比于《温疫论》所论的瘟疫，从症状、危害到流行性、传染性等都较轻，具有明显的时令性特征。《时病论·凡例》指出："是书专为时病而设。时病者，乃感四时六气为病之证也，非时疫之时也。故书中专论四时之病，一切瘟疫概不载入。倘遇瘟疫之年，有吴又可先生书在，兹不复赘。"雷丰较好地区分了温病与瘟疫，将瘟疫学说独立于温病学术体系之外，其所论治的温病，较好地补充了前代的温病学说，从整体上完善了外感热病的诊疗体系，对我们今天预防和治疗流行性外感疾病具有一定的借鉴意义。

（3）区分轻重

雷丰十分注重判断时病病情的轻重，以便在临床上做出相应的对证处置。他认为发生于同一季节感受同一时邪的病证，由于邪犯部位的浅深不同，其病情也会有轻重的差异，这一特性在新感时病中尤为明显。故雷丰根据汪讱庵"天地间唯风无所不至，人受之者，轻为感冒，重则为伤，又重则为中"（收载于汪昂《医方集解·祛风之剂第九》）的理论，将每一类新感时病划分为"冒""伤""中"三级，指出"轻则曰冒，重则曰伤，又重则曰中"（《时病论·卷之二·冒风》）。

例如春季之冒风、伤风、中风，"如寒热有汗，是风伤卫分，名曰伤风病也；鼻塞咳嗽，是风冒于表，名曰冒风病也；突然昏倒，不省人事，是风中于里，名曰中风病也"（《时病论·卷之二·春伤于风大意》）。冒风为"风邪冒于皮毛，而未传经入里也"（《时病论·卷之二·冒风》），伤风乃"仲景书中风伤卫之证"，中风则"风中于里"，"当分轻重浅深而治之"。治冒风证用微辛轻解法解表，透邪外出；治伤风证以解肌散表法祛邪外出，用药较冒证稍重；中风证之邪在经、络则分别以顺气搜风法、活血祛风法治之，若邪在脏腑则以宣窍导痰法开窍醒神。

其他三季与之类似。夏之冒暑者，为暑热之邪"初冒于肌表者""宜以清凉涤暑法加杏仁、蒌壳治之"，若"失治入里"，则可能"入于肉分"，此时"以祛暑解毒法治之"，也可能"入于肠胃"，则"以增损胃苓法佐黄连治之"（《时病论·卷之四·冒暑》）。秋之"冒湿之病，得之于早晨雾露，云瘴山岚，或天阴淫雨，晴后湿蒸""宜用宣疏表湿法治之"，如果失治导致湿邪入里，则改用通利之法（《时病论·卷之六·冒湿》）。冬之"冒寒之病，乃寒气罩冒于躯壳之外，而未传经入里也""宜辛温解表法治之"（《时病论·卷之八·冒寒》）。可见雷丰谨守病机，分轻重浅深以立法用药的特点。

夏季伤暑分为阴暑、阳暑两种，前者"因于天气炎蒸，纳凉于深堂大厦，大扇风车得之者，是静而得之之阴证也"（《时病论·卷之四·伤暑》），"宜用辛温解表法减去防风，益以香薷、藿香治之"；后者"缘于行旅长途，务农田野，烈日下逼得之者，是动而得之之阳证也"，"宜以清凉涤暑法去扁豆、通草，加石膏、洋参治之"。秋季伤湿分为表湿和里湿，湿邪伤于表者"因于居湿涉水，雨露沾衣，其湿从外而受，束于躯壳"（《时病论·卷之六·伤湿》），"宜辛散太阳法减去桂、豉，加之苍、朴，俾其在表之湿，从微汗而解也"；湿邪伤于里者则"因于喜饮茶酒，多食瓜果，其湿从内而生，踞于脾脏"，治里湿"宜通利州都法，俾其在里之湿，从小便而去也"。冬季伤寒者，"由冬令之寒邪，伤于寒水之经也"，"宜用辛散太阳法去前胡、红枣，加紫苏、葱白治之，如体实邪盛者，仲圣麻黄汤亦可用之"。

夏时之中暑"缘其人不辞劳苦，赤日中行，酷暑之气，鼓动其痰，痰阻心包所致"（《时病论·卷之四·中暑》），中暑与伤暑不同，"中暑忽然而发，如矢石之中人也，不似伤暑初则寒热无汗，或壮热蒸汗之可比"，治法"宜清暑开痰法"。中湿"因脾胃素亏之体，宿有痰饮内留，偶被湿气所侵，与痰相搏而上冲，令人涎潮壅塞，忽然昏倒，神识昏迷"（《时病论·卷之六·中湿》），中湿亦属危证，与中风颇相似，宜"以增损胃苓法去猪苓、泽泻、滑石，加苏子、制夏、远志、菖蒲治之"，痰重证危者可加苏合香丸。中寒为"交一阳之后，时令过于严寒，突受寒淫杀厉之气"（《时病论·卷之六·中寒》）而成，雷丰对三阴中寒皆以甘热祛寒法，丹溪认为此病"仓卒中寒，病发而暴"，可用温补之剂，急拟挽正回阳法治之。

总的来说，对于四季时邪在肌表的冒证，只需用轻清发汗透邪解表即可；对于较重的伤证则需驱邪外出，并注意区分疾病所在脏腑；最重的中证则需要开窍通闭。雷丰在外感病证治中将相似病证进行了细致区分，按其轻重浅深分别命名为"冒、伤、中"，并确立了相关治法，具有一定的临床意义。

（4）知病机转

雷丰指出医生必须熟知疾病的变化，知其发展转归，辨其兼夹证候，才能完整把握病证。在雷丰看来，医者应考察以下几点疾病转归发展的情况：

其一，辨识变证。如雷丰认为春温初期，有数种变证必须明晓："倘或舌苔化燥，或黄或焦，是温热已抵于胃，即用凉解里热法；如舌绛齿燥，谵语神昏，是温热深踞阳明营分，即宜清热解毒法，以保其津液也；如有手足瘛疭，脉来弦数，是为热极生风，即宜却热息风法；如或昏愦不知人，不语如尸厥，此邪窜入心包，即宜祛热宣窍法。春温变幻，不一而足，务在临机应变可也。"（《时病论·卷之一·春温》）再如干咳之证，"咳剧震动血络，喉痛吐红，脉转沉滑，或沉数，此燥气已化为火也，当用清金宁络法治之"，变证必须及时治疗，若"蹉跎失治，最易延为痨损，可不谨欤！"（《时病论·卷之七·干咳》）

其二，辨析兼夹。雷丰在《时病论·卷之三·食泻》一节指出："痰泻、食泻，虽因痰食，亦难免乎无湿，而飧、洞、寒、火、暑、湿等泻，偶亦有痰食相兼，兼证如文字之搭题，弗宜顾此失彼，医者不可不明。"又如风寒"兼痰者，益以苓、夏；兼食者，加入神、楂，随证减增，庶几有效"（《时病论·卷之二·风寒》）。再如《时病论·卷之四》暑温一证，"倘汗少而有微寒，或有头痛者，宜透肌肤之冒，于本法内去扁豆、瓜翠，加藿香、香薷治之。如口不渴者，乃兼湿也，加米仁、半夏治之。如舌苔黄燥，渴欲喜饮，宜清胃家之热，用凉解里热法治之。如舌苔光绛，伤于阴也，宜用清热保津法加西洋参、北沙参、元参治之"，雷丰指出，若遇兼夹之证，"总当细究其因，或夹冒，或夹湿，或胃热，或阴伤，按证而分治之，未有不向愈者"。如有多种外邪同时作用于人体，或患者体质偏颇，如痰体、阴虚之体、阳虚之体等，会导致病证兼夹错综。我们在辨析此类病证时，需判断疾病以哪一种外邪为主导、患者体质特点如何，从而拟定相应治法。如风湿一症"风胜者，多用羌、防；湿胜者，多加苓、泽；阴虚之体，脉中兼数，宜加黄柏、车前；阳虚之体，脉内兼迟，宜入戟天、附片。医者总宜分其风胜湿胜，辨其阴虚阳虚，庶无贻误"（《时病论·卷之二·风湿》)。

其三，辨明危象。雷丰主要从症状和脉象两方面进行判断。有单独从症状判断者，如温病"大热无汗则死"（《时病论·卷之一·温病》）、温毒"盖火动则生痰，痰壅则肿，肿甚则痹，痹甚则不通而死矣"（《时病论·卷之一·温毒》）、痢疾"下纯血者，如尘腐色者，如屋漏水者，厥逆冷汗者，呃逆不止者，身热不除者，噤口不食，药不能开者，骤然能食为除中者，皆死证也。又有如赤豆汁者，唇若涂朱者，大孔如竹筒注者，皆不可治也"（《时病论·卷之三·临证治案》"阴虚之体患五色痢"案）；有单独从脉象判断者，如"大率霍乱之脉，洪大而滑者生，微涩渐迟者死"（《时病论·卷之四·霍乱》）等。多数时候需脉证相参，对危象进行判断，如温病"得汗后而反热，脉躁盛者亦死；又有大热，脉反细小，手足逆冷者亦死；或见痉搐昏乱，脉来促结沉代者皆死。医者不可不知"（《时病论·卷之一·温病》）。中风多属危重症，"如口开则心绝，目合则肝绝，手撒则脾绝，鼾睡则肺绝，遗溺则肾绝；又有摇头上窜，汗出如油，脉大无伦，或小如纤，皆不可治"，而"当其昏倒之时，急以通关散取嚏，有则可治，无则多死"（《时病论·卷之二·中风》），通过治疗后的效果也可判断其安危。但并非危证皆不可治，如雷丰指出有一类危重的痢疾有治疗的希望，"又有如鱼脑者，如猪肝色者，身热脉大者，皆半生半死也"，这类痢疾若"用药得法，间有生者，不可弃而不治也"（《时病论·卷之三·临证治案》"阴虚之体患五色痢"案）。雷丰特别强调指出："温热之病，得温热之药，无异火上添油，立刻津干液涸，而变生俄倾。"同样，"寒证服寒凉，犹如雪上加霜，立使阳亡气脱，而变在须臾，直至垂危。"（《时病论·附论·医家嫉妒害人论》）例如"凡温病切忌辛温发汗，汗之则狂言脉躁，不可治也"。（《时病论·卷之一·温病》）由上可见，雷丰对这类的危重病症予以特别关注，告诫后来之医者必须谨慎对待。

其四，判断向愈。《时病论·卷之一·临证治案》"春温甫解几乎误补"案载"三湘刘某之子，忽患春温，热渴不解，计有二十朝来"，雷丰诊为春温，以"凉解里热法治之"。当日晚上患者大汗淋漓，家属担心其病情变化，另请了两位医生，拟方"一补正回阳，一保元敛汗"，皆为闭门留寇之法，一旦误服，必然"阻其既解之邪，变证再加，遂难治矣"。雷丰复诊，发现患者"神气尚清，汗出淋漓，身凉如水，六脉安静，呼吸调匀"，认为这是外邪随汗而解，乃疾病向愈的标志，于是拟定透邪养心滋阴之法，调治成功。在这个案例中，雷丰对于患者预后情况的判断是成功诊治的关键所在。医者必须对患者的疾病走向和治疗效果有清晰的判断，才能准确拟法，对症用药。如《时病论·卷之一·临证治案》"胃实温病"案，患者"山阴沈某，发热经旬，口渴喜冷，脉来洪大之象，舌苔黄燥而焦"。雷丰诊为温病，用清凉透邪法加减治疗，但一剂未效，患者反加"谵语神昏，脉转实大有力"。此时雷丰断为"温邪炽盛，胃有燥屎"，改用润下救津法加减，至傍晚时分，观察到患者腹内微疼，先得矢气数下，交子夜始得更衣，有坚燥黑屎十数枚，继下溏粪，色如败酱，臭不可近，少顷熟寐，肤热渐平。雷丰再次诊断，发现患者"脉转为小软，舌苔已化，津液亦生"，于是判断患者疾病已愈，改进清养胃阴之药调理得安。

雷丰在"治时病常变须会通论"一篇中总结指出："首先论证，其次立法，其次成方，又其次治案，医者能于此熟玩，自然融会贯通。弗执定某证之常，必施某法，某证之变，必施某法，临证时随机活法可也。"

（5）探析湿病

前代医家薛雪、章虚谷等人对湿热病有所探讨，产生了一定的学术影响。雷丰认为应进一步区分湿温、湿热，指出湿温为"湿邪踞于气分，酝酿成温，尚未化热"（《时病论·卷之六·湿温》），而湿热乃湿热合邪，"酝酿成热，热湿可以清通"，"断不可混湿温为湿热，理当分列湿温湿热为两门"(《时病论·卷之六·湿热》)。

雷丰从运气、病因、病机、病证、治法等方面，对湿病进行了系统的分类研究。他认为："大暑至白露，正值湿土司权，是故谓之'秋伤于湿'。"（《时病论·卷之六·秋伤于湿大意》）他将秋之湿病分为六种，指出："因湿为病者有六：一曰伤湿，一曰中湿，一曰冒湿，一曰湿热，一曰寒湿，一曰湿温。"

其中伤湿者，根据病因、病位可分为表里两种："在表由于居湿涉水，雨露沾衣，从外而受者也。在里由于喜饮茶酒，多食瓜果，从内而生者也"；证候上，"其湿从外而受，束于躯壳，证见头胀而疼，胸前作闷，舌苔白滑，口不作渴，身重而痛，发热体疲，小便清长，脉浮而缓，或濡而小"（《时病论·卷之六·伤湿》）；"其湿从内而生，踞于脾脏，证见肌肉隐黄，脘中不畅，舌苔黄腻，口渴不欲饮水，身体倦怠，微热汗少，小便短赤，脉沉而缓"。李时珍曾有论云"凡风药可以胜湿，利小便可以引湿，为治表里湿邪之则也"。雷丰师此法，指出"治表湿宜辛散太阳法减去桂、豉，加之苍、朴"，使表湿之邪从微汗解，"治里湿宜通利州都法"，使里湿之邪从小便去。

中湿，即类中门中之湿中，此证"卒然昏倒，颇与中风相似"，其病机为"脾胃素亏之体，宿有痰饮内留，偶被湿气所侵，与痰相搏而上冲，令人涎潮壅塞，忽然昏倒，神识昏迷"（《时病论·卷之六·中湿》），"此即丹溪所谓湿热生痰，昏冒之证"，治法用"增损胃苓法去猪苓、泽泻、滑石，加苏子、制夏、远志、菖蒲"，痰盛可加苏合香丸。

冒湿，病因为"冒早晨雾露，或冒云瘴山岚"，证候"初受其气者，似乎有物蒙之，以致首如裹，遍体不舒，四肢懈怠，脉来濡缓之象"（《时病论·卷之六·冒湿》），治法参考喻嘉言的观点，用"宣疏表湿法取其微汗"，使其湿邪还表而解。

雷丰指出湿热发生的季节，"夏末秋初感受为多，他时为少"，其时天气喧热，万物湿润，人感湿热之邪而成此病，见证"身热有汗，苔黄而泽，烦渴溺赤，脉来洪数"（《时病论·卷之六·湿热》），当用通利州都法。

寒湿"先伤于湿，又伤生冷"（《时病论·卷之六·寒湿》），其证"头有汗而身无汗，遍身拘急而痛，不能转侧，近之则痛剧，脉缓近迟，小便清白"，宜以辛热燥湿法治之。此病要注意及时治疗，否则容易变化为湿温、湿热，或"变为痰饮，伏而不发，交冬发为咳嗽之病"。从体质看，寒湿之病"患于阳虚寒体者为多"，湿热之证"患于阴虚火体者为多"，治疗时需考虑体质因素。

湿温的发病季节多为"夏末秋初"；病因为湿邪，病机"由湿邪踞于气分，酝酿成温，尚未化热"（《时病论·卷之六·湿温》）；"湿温之病，变证最多"，"脉无定体"；治疗上"湿温不热不寒，最为难治"，"不比寒湿之病，辛散可廖，湿热之病，清利乃解"，雷丰对湿温研究深入细致，根据病位、病证不同，尝试采用清宣温化法、宣疏表湿法、宣阳透伏法、宣透膜原法、祛热宣窍法、润下救津法等加减治疗湿温。

此外，《黄帝内经》提出"秋伤于湿"，而"喻嘉言先生又谓秋伤于燥，发出秋燥之论"，雷丰认为两者并不矛盾，与运气相合，"据按六气而论，其实湿气在于秋分之前，燥气在于秋分之后"（《时病论·卷之八·秋伤十湿大意》）。雷丰指出："大暑至白露，主气湿土"（《时病论·卷之六·秋燥》），故谓"秋伤于湿"；"秋分至立冬，主气燥金"，故谓"秋伤于燥"。雷丰较好地区分了秋湿、秋燥，对秋湿的系统研究具有重要临床价值。

（三）治法特色

雷丰将临床诊疗过程概括为"首先论证，其次立法，其次成方，又其次治案"四步，认为时病之证有常有变，无论治常证之法抑或治变证之法，都应参考病因，根据病机变化，灵活掌握，提倡随机立法，以法代方。

1. 以法代方

雷丰在《时病论》一书中，总结了时病治法 60 条，如辛温解表法、凉解里热法、清热解毒法、却热息风法等，详述主治、药味、药量、药引、煎法等，并对立法依据和药物君臣佐使进行解析，却不立方剂名，而以治法代替方剂名称。雷丰认为立法尤为重要，提倡用法而不用方，这种以法统方的做法较之照搬古方，更接近临床证型，且更易掌握，体现了方与法的统一性。雷丰指出："在医者，必须临证权衡，当损则损，当益则益，不可拘于某病用某方，某方治某病，得能随机应变，则沉疴未有不起也。"（《时病论·附论·成方须损益论》）其所拟诸法多依据前人方剂，遵循君臣佐使原则，又知常达变了以灵活加减。

（1）因时择法

雷丰重视时令季节，认为时病"乃感四时六气为病"，导致疾病的症候特点有明显的时令性差异，因而治疗须因时择法。雷丰指出："在春令辛温不宜过剂，在冬令辛热亦可施之，所以前人用药宜分四时，洵非谬也。"（《时病论·卷之二·风寒》）四时之内六气不同，根据感受哪一种时令之邪而患病，需采用相应的治疗方法。"如初起因于风者，宜以解肌散表法；因于寒者，宜以辛温解表法；因于暑者，宜以清凉涤暑法；因于湿者，宜以增损胃苓法；因于燥者，宜以苦温平燥法；因于火者，宜以清凉透邪法。此皆言初患六气之常证，通用之定法也"。（《时病论·附论·治时病常变须会通论》）

《时病论·卷之一》"冬伤于寒春必病温"，拟定了辛温解表法、凉解里热法、清热解毒法、却热息风法、祛热宣窍法、辛凉解表法、清凉透邪法、清热保津法、清凉荡热法、润下救津法、清凉透斑法共 11 法。雷丰指出诸法与诸证相对应运用：如春温发于初春，"加感外寒，触动伏气"，故病初当用辛温解表法，继用凉解里热法等；风温发于"当春厥阴风木行令之时，少阴君火初交之际"，"感受乎风，触动伏气而发"，"当用辛凉解表法"；温

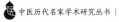

毒发于"春夏之交","更感温热，伏毒自内而出，表里皆热"，故"宜用清热解毒法"等。其中，辛温解表法，主治"春温初起，风寒寒疫，及阴暑秋凉等证"（《时病论·卷之一·拟用诸法》），方用防风一钱五分、桔梗一钱五分、杏仁一钱五分（去皮尖，研）、广陈皮一钱、淡豆豉三钱，加葱白五寸煎。雷丰此法与伤寒病的辛温解表之法用麻黄、桂枝不同，将葱白、防风、桔梗、淡豆豉等辛温、辛平、辛凉解表药物同用，与金元时期刘完素的解表思路相近。再如凉解里热法，雷丰指出此法"治温热内炽，外无风寒，及暑温冬温之证"，方用鲜芦根五钱、大豆卷三钱、天花粉二钱、生石膏四钱、生甘草六分，新汲水煎服，"温热之邪，初入于胃者，宜此法也。盖胃为阳土，得凉则安"，"故以芦根为君，其味甘，其性凉，其中空，不但能去胃中之热，抑且能透肌表之邪，诚凉而不滞之妙品，大胜寻常寒药；佐豆卷之甘平，花粉之甘凉，并能清胃除热；更佐石膏，凉而不苦，甘草泻而能和"，就此方渊源，雷丰指出"景岳名为玉泉饮，以其治阳明胃热有功"，特点为"凡寒凉之药，每多败胃，惟此法则不然"。

《时病论·卷之二》"春伤于风"拟用9法，其中辛温解表法、辛凉解表法、清热保津法三法卷一已载，余者新增解肌散表法、微辛轻解法、顺气搜风法、活血祛风法、宣窍导痰法、两解太阳法。例如解肌散表法，此法"治风邪伤卫，头痛畏风，发热有汗等证"（《时病论·卷之二·拟用诸法》），即仲景桂枝汤。再如活血祛风法，"治风邪中络，口眼㖞斜，肌肤不仁"，方用鸡血藤、川芎以活其血，用当归、白芍补益营血，秦艽活血荣筋，桑叶滋血去风，佐橘络舒络活血，乃取前人"治风须养血，血行风自灭"之意。这一治疗思路最早来自李东垣《医学发明》大秦艽汤一方，后为明代李中梓《医宗必读·卷十·痹》总结为"治风先治血，血行风自灭"之语。

《时病论·卷之三》"春伤于风夏生飧泄"拟培中泻木法、补火生土法、暖培卑监法、补中收脱法、通利州都法、清凉涤暑法、化痰顺气法、楂曲平胃法、增损胃苓法、清痢荡积法、温化湿邪法、调中开噤法、调中畅气法共13法，其中增损胃苓法见卷四。例如培中泻木法，"治伏气飧泄、洞泄及风痢"（《时病论·卷之三·拟用诸法》），以五行论治思路，用"术、芍、陈、防四味，即刘草窗先生治痛泻之要方，用之为君，以其泻木而益土也"，再"佐苓、甘培中有力，姜炭暖土多功，更佐吴萸疏其木而止其痛"，引药用"荷叶升其清而助其脾"。又如通利州都法，"治火泻、湿泻、湿热痢疾"，以加减五苓散之意，用"茯苓甘淡平和，而通州都为君"，使药选择了桔梗，通天气于地道，取提壶揭盖之意。

《时病论·卷之四》"夏伤于暑"拟用了辛温解表法、清凉涤暑法、祛暑解毒法、增损胃苓法、清暑开痰法、却暑调元法、清离定巽法、凉解里热法、清热保津法、清宣金脏法、加味二陈法、甘咸养阴法、治乱保安法、挽正回阳法、芳香化浊法、金水相生法、二活同祛法等。雷丰善于活用前代医家之法诊疗暑病。如他指出"暑温暑热，暑泻秋暑"宜用清凉涤暑法，以刘完素天水散即滑石、甘草相伍为君，"恐其力之不及，故加蒿、扁、瓜衣以清暑；又恐其干犯乎心，更佐连翘以清心"（《时病论·卷之三·拟用诸法》），同时，考虑到此时运气情况"夫小暑之节，在乎相火之后，大暑之令，在乎湿土之先"，"故先贤所谓暑不离湿也，兼用通、苓，意在渗湿耳"。祛暑解毒法也用刘完素"滑石偕甘"之法，加入王好古"苓、夏偕甘"消暑方意，融金元河间、易水两派之法于一炉，以治"暑热成毒者"（《时病论·卷之四·拟用诸法》）。刘完素指出，六气皆从火化，热极当可生风，雷丰依此拟清离定巽法，离者火也，巽者风也，"用连翘、竹叶，以清其热；热甚必伤阴，故用细地、元参，以保其阴；菊花、桑叶，平其木而定肝风；钩藤、木瓜，舒其筋而宁抽搐"，如此火清则风定。李东垣治病重视人体气机升降，雷丰亦擅此道，其清宣金脏法调整人身之气升降，"佐桑叶以平其肝，弗令左升太过；杷叶以降其肺，俾其右降自然"，升降如常，则咳逆自止。明末大医张介宾引兵法入医道，划定古方八阵、新方八阵，而雷丰拟治乱保安法，针对"邪扰中州，挥霍扰乱"，妙用"兵法剿抚兼施之意"治之。上述治法的拟定，都可体现出雷丰善于继承前辈医家的学术思想，并灵活运用于临床之上。

《时病论·卷之五》"夏伤于暑秋必痎疟"一卷拟用22法，包括清营捍疟法、辛散太阳法、宣透膜原法、清凉透邪法、清热保津法、宣窍导痰法、芳香化浊法、和解兼攻法、甘寒生津法、宣阳透伏法、化痰顺气法、楂曲平胃法、驱邪辟祟法、补气升阳法、营卫双调法、调中畅气法、双甲搜邪法、清宣温化法、润下救津法、辛温解表法、清凉涤暑法及苦温平燥法。其中宣透膜原法师自吴有性达原饮之法，去知母之苦寒及白芍之酸敛，仍用厚朴、槟榔、草果三药为君，"达其膜原，祛其盘踞之邪"（《时病论·卷之五·拟用诸法》），并加黄芩以清燥热之余，甘草为和中之用，藿香、半夏畅气调脾，生姜破阴化湿。治气虚患疟的病人，雷丰拟补气升阳法，即李东垣补中益气汤，用"参、芪、术、草以补其气，陈皮以行其气"，使其补而灵动。

《时病论·卷之六》"秋伤于湿"拟用辛散太阳法、通利州都法、增损胃苓法、宣疏表湿法、辛热燥湿法、清宣温化法、宣透膜原法、宣阳透伏法、祛热宣窍法、润下救津法、苦温平燥法、金水相生法、松柏通幽法共13法。湿温发于"夏末秋初"，当"大暑至白露，湿土主气"，湿邪酝酿成温，宜用清宣温化法等。秋燥则因"深秋燥令气行，人体肺金应之"而发病，初起以苦温平燥法治之，"燥淫所胜，平以苦温，佐以酸辛"（《时病论·卷之六·拟用诸法》）。辛热燥湿一法，用苍术、防风、甘草，即王好古神术散，用于外感寒湿之证，雷丰指出此法诸药皆温热辛散，不适合阴虚火旺之体，需考患者体质因素而选用。雷丰以五仁丸思路"治燥结盘踞于里，腹胀便闭"，药用松子仁四钱、柏子仁三钱、冬葵子三钱、火麻仁三钱等，同时辅以丹溪提壶揭盖之法，"开提上窍，故以桔梗、蒌、薤开其上复润其下"。

《时病论·卷之七》"秋伤于湿冬生咳嗽"，拟用加味二陈法、温润辛金法、清金宁络法、金水相生法。清金宁络法治燥气化火刑金劫络，药用麦冬、玉竹清其燥火，沙参、元参润其肺金，细生地、墨旱莲宁其血络，佐以桑叶平肝、枇杷叶降肺，以定咳逆吐红。

《时病论·卷之八》"冬伤于寒"拟用辛散太阳法、挽正回阳法、甘热祛寒法、辛凉解表法、清凉透邪法、祛热宣窍法、辛温解表法、凉解里热法。伤寒乃发于"立冬之后，寒水主政之时"（《时病论·卷之八·伤寒》），"由冬令之寒邪，伤丁寒水之经也"，用辛散太阳法。冬温为冬季"应寒而反暖，非其时而有其气，人感之而即病"（《时病论·卷之八·冬温》），分表里而治。"温邪窜入肺经也，宜用辛凉解表法加连翘、象贝治之"；"温邪入胃腑也，再加芦根、花粉治之"；"温邪已陷于里也，宜以清凉透邪法加葛根、黄芩治之"。甘热祛寒法即仲景四逆汤，此方需冷服，因为寒盛于中，热饮则格拒不纳，热因寒用，"治寒以热，凉而行之"。

从上述四季外感病的治疗，可以看出雷丰的一贯主张，他认为："时医必识时令，因时令而治时病，治时病而用时方，且防其何时而变，决其何时而解，随时斟酌。"（《时病论·小序》）

（2）知常达变

运气有常有变，患者体质各异，人体感受六气发病之后，既有共同性，也有不同之处。根据病证的不同情况，雷丰将治疗思路分为"知常"和"达变"。

医者首先要知常，即了解六气致病特点，采用通行治法，审因治疗。雷丰指出："如初起因于风者，宜以解肌散表法；因于寒者，宜以辛温解表法；因于暑者，宜以清凉涤暑法；因于湿者，宜以增损胃苓法；因于燥者，宜以苦温平燥法；因于火者，宜以清凉透邪法。此皆言初患六气之常证，通用之定法也。"(《时病论·附论·治时病常变须会通论》)

对于具体病症，雷丰从病位深浅、病性寒热虚实出发，分类拟定常见治法。如少壮遗精"当分梦之有无，有者宜坎离既济汤之类，无者金锁固精丸之类，此定法也"。又如，老年虚损"当分证之浅深，浅者宜六君、四物之类；深者宜固本、大造之类，此定法也"。再如，女子月经先后期"必审其或先或后，先则为血热，宜丹栀四物之流；后则为血寒，宜香砂四物之流，此为定法"；妇人产后发热"必辨其属虚属实，虚则宜补益，如加味四物之流；实则宜破瘀，如生化、失笑之流，此为定法"(《时病论·附论·夹证兼证论》)。

雷丰还针对一些具体症状，采用了相应通治之法："见有舌绛齿燥，热伤于阴者，清热保津法可通用之。谵语神昏，热乱神明者，祛热宣窍法可通用之。手足瘛疭，热极生风者，清离定巽法可通用之。昏愦不语，痰袭心包者，宣窍导痰法可通用之。"(《时病论·附论·治时病常变须会通论》)这些都体现了雷丰的异病同治思想。这是因为外感病在整个病程中会有一系列变证，不同的疾病可能会出现类似的变证，有相同的临床症候出现，可用相似治法。如前所述，雷丰拟定的 60 种治法中有 22 种可以运用于不同病证。如雷丰用辛散太阳法治疗寒疟，药用嫩桂枝一钱、羌活 一钱五分、防风一钱五分、甘草五分、前胡一钱五分、淡豆豉三钱、生姜二片、红枣三枚，去羌活、加秦艽治疗风疟初起。此法还兼治伤寒、伤湿，治伤寒用此法去前胡、红枣加紫苏、葱白治之；治伤湿中的表湿证，用此法减去桂枝、淡豆豉加苍术、厚朴，使邪从微汗解。不同疾病在发展过程中，出现了相似的见证，便可考虑采用同一治法，但不可机械套用，仍需据证加减。

而对于另一些疾病如泄泻、痢疾、疟疾等，雷丰根据病因、病机、发病时间和症候特点等，进行了细致划分，采取了同病异治的办法。例如，雷丰在《时病论·卷之五》"夏伤于暑秋必痎疟"里，把疟疾细分为暑疟、风疟、寒疟、湿疟、温疟、瘴疟、瘅疟、牝疟、痰疟、食疟、疫疟、鬼疟、虚疟、劳疟、疟母、三日疟共16种，其中温疟发于夏季，其余发于秋季，分别拟定了相应治法。"疟证殊多，总宜分别而治。"（《时病论·卷之五·湿疟》）这些病症病因相似，但因为患者年龄有老幼，体质有实羸，正气有强弱，脏腑有虚实，病程有长短，感邪有深浅，兼夹有不同，"凡疟连日而发者则病浅，间日而发者则病深，间二日而发者则愈深矣。渐早为轻，因正气胜而外出；渐晚为重，因邪气胜而内入。初起多实，宜以祛邪为先；患久多虚，宜以养正为主。医者须分浅深轻重虚实新久而治之"（《时病论·卷之五·暑疟》）。如暑疟用清营捍疟法，渴甚加麦冬、天花粉；风疟初宜辛散太阳法去羌活、加秦艽治之，寒热分清之后，始可进和解之法；寒疟宜用辛散太阳法；湿疟宜宣透膜原法，使其邪化疟除，但使用时需考虑体质，"辛燥之剂，于阴亏热体者，须酌用之"，"阳虚寒体者，更可加老蔻、干姜"；温疟宜用清凉透邪法，汗多者去淡豆豉、加麦冬和天花粉，舌苔化为焦黑者宜清热保津法，喻嘉言指出治疗温疟需壮水以救其阴；瘴疟先宜宣窍导痰法，探吐其痰，然后"辨其轻重表里"，其轻者在表，宜用芳香化浊法加草果、槟榔，其重者在里，宜用和解兼攻法为治；患牝疟者，真阳素虚之体为多，宜以宣阳透伏法治之，因寒者干姜、附子为君，因湿者苍术、草果为主，日久不愈，温补之法为宜；痰疟用化痰顺气法加草果、藿香，或宣窍导痰法加厚朴、草果、苏合香丸，肥盛之人，痰药更宜多用；食疟用楂曲平胃法，加藿香、草果治之，脉迟滞者必兼寒也，可加干姜、白豆蔻，脉缓钝者必兼湿也，可加半夏、茯苓，食疟之证"兼寒兼湿为多，法当分治"；疫疟"不必拘于一定之见证，当随时令而治"，考虑司天运气因素，以宣透膜原法为主；患鬼疟者，都系体弱属阴之人，而强壮属阳之体无一患者，用驱邪避祟法治疗；元气本虚、感邪患疟，名为虚疟，以补气升阳法治之，久疟之后脾胃累虚亦名虚疟，此宜营卫双调法；而劳疟较为特殊，雷丰指出此证"因疟疾日久延为痨也。或因久病劳损，气血两虚而病疟也。或因劳役过度，营卫空虚而患疟也"，但他又强调劳疟"似疟非疟也，若误为疟治，而投剥削之剂，未有不成瘵疾者也。拟用营卫双调法"，"胃者卫之源，脾者营之本，今脾胃累虚而作寒热者"（《时病论·卷之五·拟用诸法》），从源本立方宜此法，从其论述和治法判断，劳疟仍属疟疾，乃久疟成虚痨之证，故不可用攻疟之法；疟母亦不可用攻破剥削之法，而"当补虚之中，兼以疏肝为治。宜用调中畅气法去芪、术、甘、荷，加青皮、鳖甲、牡蛎、半夏治之"；三日疟首先要考虑正邪关系，"邪气深客于腑，是与卫气相失而然，宜以双甲搜邪法治之"；间数日而作者，其邪愈深，"凡邪深陷者，必因正气空虚，当用补气升阳法，助其既虚之正，提其已陷之邪，使正气复旺，邪气自出，则疟不驱自遁矣"。此外还需考虑体质因素加减用药，"如阴虚之体，益以首乌、当归；阳虚之体，益以鹿霜、潞党"。雷丰对时令运气、患者体质、正气强弱、感邪性质、病程长短、轻重缓急、表里深浅、兼夹证候等因素进行了全面考虑，拟定了各种具有针对性的治法。

但雷丰同时强调指出："弗执定某证之常，必施某法，某证之变，必施某法，临证时随机活法可也。"（《时病论·附论·治时病常变须会通论》）反常之变证，需采用不定之活法，"如春温条中，有舌绛齿燥，谵语神昏，手足瘛疭，昏愦不语之变；湿温条中，有或笑或痉，撮空理线，舌苔黄刺，或转焦黑之变"。但是这种变化也并非固定的，雷丰进一步指出："春温亦有湿温之变证，湿温亦有春温之变证"；"暑温、冬温，以及诸病，皆有等证之变"，治疗时不能死守定法，当圆机活法治之。雷丰选择治法时注重参考时令，发表散寒之法因时而异，同处秋令分暑、湿、燥论治，暑令注意化其所兼湿邪，对于变气、变症，则重视时令而不拘泥。

雷丰认为疾病变化需考虑三方面的因素，一是时令气候之变，二是兼夹证候之变，三是失治误治之变。

其一，时令气候有变化，会导致感病者证候的变化。如春季"当春厥阴行令，风木司权之候"，春伤于风为常，而"春应温而过热，即《金匮》所谓至而太过，《礼记》所谓春行夏令也；昔贤谓春应温而反寒，即《金匮》所谓至而不去，《礼记》所谓春行冬令也"（《时病论·卷之二·风热》）。"当春尚有余寒，则风中遂夹寒气，有感之者是为风寒；其或天气暴热，则风中遂夹热气，有感之者是为风热；其或春雨连绵，地中潮湿上泛，则风中遂夹湿气，有感之者是为风湿；倘春应温而反寒，非其时而有其气，有患寒热如伤寒者，是为寒疫。"（《时病论·卷之二·春伤于风大意》）其中寒疫乃"反常之变气也。其初起头痛、身疼，寒热无汗，或作呕逆，人迎之脉浮紧者，宜用辛温解表法治之"。风热为"春应温而过热，是为非时之气"，风中夹热气，所感而得，"此不但与风温为两途，抑且与热病为各异"，当用辛凉解表法为先；若风热之邪化火，宜改用清热保津法；若出现舌燥昏狂、发斑发疹的变者则仿热病门中之法。

其二，兼夹证候不同，治法也需进行相应调整。"人皆谓夹证与兼证难治"，这是因为兼夹证候变化复杂，诊断不易，施治更难。雷丰在《时病论·附论·夹证兼证论》一篇中指出，不须畏惧兼夹证候，只要知时论证，审证清晰，一样可以药到病除。夹证为多种外感邪气相夹，"譬如受风便是伤风，宜桂枝汤之属；受寒便是伤寒，宜麻黄汤之属；倘风寒两伤者，即为夹证也。盖风宜散，寒宜温，温散之方，宜桂麻各半汤之属"。又如，"暑邪夹湿，湿宜利，暑宜清，清利之方，宜天水散之属"；"燥气夹火，火宜凉，燥宜润，凉润之方，宜清燥救肺汤之属"；"其余风暑、风湿、风燥、风火，皆系夹证，其治法皆可仿此"。兼证如少壮遗精"被湿热所触者"，"利湿必伤其阴，补阴必滞其湿，思利湿而不伤阴者，如猪苓汤、六味丸之类；若湿邪甚者，又当先治其湿，湿邪一化，再涩其精可也"；老年虚损

"被风邪所客者，便为兼证，散风益虚其正，补正必关其邪，思散邪而不损正者，如参苏饮、补中益气之类；若风邪甚者，又当先散其风，风邪一解，再补其损可也"。又如，女子月经先后期"被寒邪所触者，即兼证也，考诸方能散寒且能调经，如香苏饮之流，若过盛者，必须先散其寒，再调其经则可矣"。再如，妇人产后发热"被暑邪所感者，即兼证也，考诸方能清暑且治产后，如竹皮大丸之流，若过盛者，必须先清其暑，再治产后则可矣"。总的原则仍是辨证论治，圆机活法。

其三，雷丰指出时病容易出现失治误治，表病入里，"每见轻病转重，重病转危"，治疗时尤须谨慎，应当积极采取方案，尽力挽回。雷丰发现当时有粗心大意的医生，"不分六气所感何气，动手便用荆、防；病家告之有痰，遂投陈、夏；有食遂用神、楂；问其何病，指鹿为马；问其轻重，总说无妨，往往使轻浅之病，日渐延深"（《时病论·附论·治轻证宜细心重病宜大胆论》）。尤其对夏季秽浊病，雷丰所见医生多有误治。如其所云："吾衢土俗，凡患四时之感冒，见有发热呕吐等证，开口便云龌龊，动手便是刮揪。揪之刮之，未尝不善，但其邪在肌肉者顷刻而松，在经络者，非药不愈。最可恶者，先服矾汤一碗，以为治龌龊之需"（《时病论·附论·辟时俗龌龊斑证论》），其实此证"宜用芳香宣解之方，反服酸寒收涩之药，益使秽浊之邪，胶固气分，而无解病之期"。甚至还有庸医以蜈蚣治疗此病，而"不知蜈蚣之性，辛温有毒，直入厥阴，初患时邪之证，服之极易化火，更引最浅之邪，而入于深"，危害极大。时病见斑，庸医常乱投草药，而禁止患者服用举斑汤、化斑汤、升葛汤、银翘散之类对证之品，导致患者病状加重，故雷丰言："惟矾汤、蜈蚣、草药、禁药之弊，奉劝病家，不可过信俗医而自误，则幸甚矣！"

雷丰在临证治案中记录有多个失治误治的案例，如春温过汗变症、春温甫解几乎误补、风温入肺胃误作阴虚腻补增剧、风温误补致死、风湿误为风温、飧泄误为食泻、风痢病一误再误、实热痢疾止涩太早用下得瘥、休息痢误认肠风、阴暑误用阳暑之药、暑温过服大寒致变、截疟太早变成肿胀、温疟误为暑热、产后瘅疟热补至变、疟母破剂无效温补咸软得安、疟母攻破致死、伏暑过服辛温改用清凉而愈、里湿误补成臌得破而愈、中湿误作虚风、湿温误作伏暑、伏湿作嗽认为冬温、伤寒调治失法变证等。例如《时病论·卷之一》"风温误补致死"案，范某患风温时病，药石杂投，久延未愈，请雷丰诊治。雷丰认为患者禀赋素亏，风温时气未罄，久化为火，刑金劫络，理当先治其标，缓治其本，用银翘散去荆芥、桔梗、淡豆豉，加川贝母、马兜铃、蝉蜕。但可惜患者信奉补药，仍用滋阴凉血补肺之方，另服人参、燕窝，使得温邪得补而盛，最终不治。雷丰对此案颇为惋惜，叹曰："呜呼! 医不明标本缓急，误人性命，固所不免矣。"总的来看，上述病证失治误治的原因，主要是未能考察时令气候、患者体质、病邪性质、疾病轻重、标本缓急、病程长短等因素，导致辨证辨病错误、治法选择失误、用药时机不当、用药过久过量等。

《时病论·卷之八》冬温一证最能说明雷丰对变证的治疗思路。此证原属时令气候异常变化一类，"昔贤谓冬应寒而反温，非其时而有其气，人感之而即病者，名曰冬温是也"，感邪之后，因体质和生活境遇，发病不同，"其劳力辛苦之人，动作汗出，温气乘袭，多在于表；其冬不藏精之人，肾经不足，温气乘袭，多在于里"。雷丰强调切忌使用辛温之法治疗冬温病，否则容易产生变证，"冬温虽发于冬时，然用药之法，与伤寒迥别。盖温则气泄，寒则气敛，二气本属相反，误用辛温，变证迭出矣"，应当用辛凉解表法加连翘、浙贝母。冬温出现变证之后，雷丰也给出了针对性治法，"口渴甚者，温邪入胃腑也，再加芦根、花粉治之。如或下利，阴脉不浮而滑，温邪已陷于里也，宜以清凉透邪法加葛根、黄芩治之"，如果热势转剧，神气昏愦，谵语错乱，舌苔转黑者，则不易治，只能勉强用祛热宣窍法或紫雪丹挽救。

雷丰进一步指出，"知常达变"的治疗原则适用于各种病证。如"及至发笑之证，皆由邪袭于心；发痉之证，皆系风乘虚入；或至撮空理线，循衣摸床等证，皆当审其虚实，通其活法，则不但治时病可以融会，即治杂病亦有贯通之妙耳"（《时病论·附论·治时病常变须会通论》）。

雷丰采用这种"以法统方"的办法，充分考虑时令特点和患者体质因素，分病辨证，审因查机，灵活加减，提出失治误治的挽救之法，对外感病治疗学的发展起到了一定推动作用。

2. 伏气治法

雷丰考虑到伏气临床证候多见里证、传变迅速、病性复杂、趁虚而发等特点，指出："凡治时病者，新邪伏气，切要分明，庶不至千里毫厘之失。"（《时病论·卷之八·冬温》）强调从"标本"二字论治。

（1）注重里证

伏气病的病机特点是里证为本、表证为标，所以治疗重点在里证。例如春季温毒，初期治疗便要用清热解毒之法方能奏效。又如秋季的各种疟疾，治疗时应当依据辨证结果，采用清暑、化湿、理气、化痰、消食等法，铲除伏邪盘踞之根，利于伏邪外达和正气恢复。再如冬季痰嗽，虽由新感微寒引发，治疗之时仍以燥湿化痰治疗里证为主。

雷丰还指出，如果伏气病表现出的里证性质相同，即使新感外邪不同，也可采用相同的治法。他举春温、风温为例，两种病证"新感之邪虽殊，伏藏之气则一。是故种种变证，可同一治"（《时病论·卷之一·风温》）。

（2）给邪出路

伏气发病之时，无论是被新感外邪引动，还是伏邪自发于内，皆是自内向外发作。治疗时当因势利导，给伏气以出路。若误用收敛、补固之法，则会闭门留寇；若祛邪药力不足，则伏邪之根难尽。例如《时病论·卷之五》"截疟太早变成肿胀"案，原是暑疟夹湿之证，伏邪本有外达的趋势，因误用截法，阻伏邪出路，结果体内伏藏之暑邪不得表散，湿邪不能下行，湿热交阻于中，气机郁滞而成肿胀。

不同时令的不同疾病，其邪伏部位也不同，雷丰亦有针对性地选用方药。

如风温发于春季厥阴风木行令之时、少阴君火初交之际，由冬令受寒，当时未发，肾虚之体其气伏藏于少阴，劳苦之人伏藏于肌腠，至春时感受风邪，触动伏气而发，用辛凉解表法，诸变证如舌绛苔黄、神昏谵语、手足瘛疭等，仿春温变证之法治之。

洞泄若因春伤于风，风邪留连肝木，郁而克土，仓廪不藏而成，用培中泻木法加苍术、泽泻治之；若因肾虚失闭藏之职，伏邪乘虚而深陷此处者，宜补火生土法加煨葛根、荷叶治之。属脾虚者，不宜偏利；属湿胜者，不宜偏补，当审其虚实而分治之。

夏令伤于暑邪，微者舍于营，复感秋气凉风，与卫并居，则暑与风凉合邪，遂成痎疟，治宜清营捍疟法治之，如渴甚者，麦冬、花粉佐之。瘅疟初起邪郁于气分，甚则血瘀于心，涎聚于脾，先宜宣窍导痰法，探吐其痰，然后辨其轻重表里，轻者在表，用芳香化浊法加草果、槟榔，重者在里，用和解兼攻法。

立秋以后、秋分以前，先伤于湿，湿气内踞于脾，酿久成痰，痰袭于肺，气分壅塞，治节无权；冬天稍感寒气，初客皮毛，渐入于肺，肺气上逆，则潜伏之湿痰，随气而逆，遂成痰嗽之病；理当治脾为主，渗湿化痰为佐，宜以加味二陈法治之。如有恶寒发热再加苏梗、前胡，气喘加旋覆花、苏子，随其证而损益。秋分之后，先伤于燥，燥气内侵于肺，当时未发，交闭藏之令发为干咳，当用温润辛金法治之。如胸胁痛加旋覆花、橘络，咳逆艰难再加松子、款冬；咳剧吐红为燥气化火，用清金宁络法；咳逆气短、甚则有汗、咽喉干燥用金水相生法。

总的治疗原则是因势利导，就近驱邪，给邪以出路，在治疗过程中注意时令气候、患者体质和兼夹证候等。

（3）辨明性质

由于伏气病常由新感外邪引发，容易出现多种邪气夹杂、表里病性不符等特点。因而，临床对于伏气病的辨治颇为复杂，若伏气性质辨别不清，治法选用不当，容易延误病情。

例如论及春季温病时，雷丰指出："是病表无寒风，所以忌乎辛散，若误散之，则变证蜂起矣。"（《时病论·卷之一·温病》）《时病论·卷之一》"春温过汗变症"案中，章某患春温之病，前医未辨清患者体内有伏热，但见外寒表证，便用荆芥、防风、羌活、独活等辛温解表药，虽然服药一剂得汗之后热退，但再服二剂又助长内热，导致过汗化燥，苦寒遏其邪热，于是病情加重，出现身热如火、大渴饮冷、其势如狂的临床表现。雷丰尝试从邪入心包、肝风内动治之，急以祛热宣窍法，加羚羊角、钩藤。服一剂，瘛疭稍定，神识亦清，守旧法，除去至宝丹、菖蒲，加入沙参、鲜地黄，补津液，三剂而安。

再如《时病论·卷之三》"风痢病一误再误"案，患者孔某腹中作痛，下利清血，其父母疑其为伤损，服草药无效。雷丰诊后，认为有伏风作祟，乃"春伤于风，夏生肠澼"，用培中泻木法去炮姜加黄连，但服后疗效未显。患者更换医生治疗，被诊断为血痢而服用止涩之药，遂出现腹痛增重、四肢厥冷之证。雷丰复诊，见木强凌土、中土虚寒之象，拟法温补其脾、清平其肝，用"暖培卑监法"加黄连、川楝子，服之腹痛顿止，手足渐温，后除去方中炮姜、益智仁、川楝子，加芥炭、木香、枯芩、艾叶，最后用补中益气调理得愈。

（4）兼顾正亏

许多伏气病由于邪气内伏日久，起病就有正气亏耗的临床表现，因此在祛邪外出的同时，还必须固护正气；还有的伏气病，因病程日久转为虚证，更应该用扶正祛邪之法。例如，伏气温病未发病时，已因为内热而耗损津液，所以雷丰指出："凡有一切温热，总宜刻刻顾其津液，在阴虚者，更兼滋补为要耳。"（《时病论·卷之一·风温》）又如，"飧泄"因风木偏胜，克伐脾土，导致中土虚寒，脾气下陷而为泄，雷丰注意固护脾气，用"培中泻木法"、"补火生土法"、"暖培卑监法"、"补中收脱法"等。再如洞泄的治疗，雷丰提出："脾虚以补中为先，肾虚以固下为亟，风胜佐之疏透，湿胜佐之渗利，临证之顷，神而明之，则旋踵之祸，庶几免焉。"（《时病论·卷之三·洞泄》）

从邪正关系来看，雷丰指出："初起多实，宜以祛邪为先；患久多虚，宜以养正为主。"（《时病论·卷之五·暑疟》）如对伏气温病，初起无汗者，雷丰立清凉透邪法；有汗者，用清热保律法；热在三焦者，用清凉荡热法；热在胃腑，用润下救津法；温热不解，劫液动风者，用却热息风法等，总不离乎清热、养阴二法，当清则清，当补则补。同时，雷丰指出祛邪易伤正，补正易留邪。如老年虚损病证为风邪所客者，"散风益虚其正，补正必关其邪"；"思散邪而不损正者，如参苏饮、补中益气之类"（《时病论·附论·夹证兼证论》）；"风邪甚者，又当先散其风，风邪一解，再补其损可也"，祛邪之后再行补益之法。又如，《时病论·卷之五》"产后三疟久缠"案，雷丰的治法是选疟疾未发之日，邪气较弱，用阴阳双补之法，大补奇经八脉，使正气充足复故，正胜而邪气自退。

总之，雷丰重视伏气病，在继承前人观点的基础上对伏气理论又有新的认识，系统阐述了伏气发病规律和治则治法，留下了较多的临床医案供后人借鉴。

3. 新感治法

雷丰在《时病论·卷之二·春伤于风大意》中指出："所伤之新邪，感之即病，与不即病之伏气，相去天渊，当细辨之。"对于各季新感之邪，雷丰主要是区分轻重浅深和辨别兼夹邪气，采用针对时令、因机、症状、体质的治法。如雷丰对寒湿和湿热的治疗，考虑到疾病性质和患者体质，指出："须知寒湿之病，患于阳虚寒体者为多，辛热燥湿之法，未尝不为吻合。湿热之证，患于阴虚火体者为多，此法又宜酌用耳。贸贸者，不别病之寒湿、热湿，体之阴虚、阳虚，一遇湿病概投通利之方，若此鲁莽，未有不误人者也。"(《时病论·卷之六·寒湿》)

首先，需区分同一季节多种不同病证，针对不同病证拟定治疗常法。如《时病论·卷之二》"春伤于风大意"中，春季"厥阴行令，风木司权之候"，风邪之为病，有轻重之分，轻则曰冒，重则曰伤，又重则曰中，"当分轻重浅深而治之"，冒风和伤风分别采用微辛轻解法、解肌散表法，中风依《金匮要略》分为四种，分别采用顺气搜风法、活血祛风法、宣窍导痰法等治疗。"风为六气之领袖，能统诸气"，治风之外当区分其兼夹邪气，"如当春尚有余寒，则风中遂夹寒气，有感之者是为风寒；其或天气暴热，则风中遂夹热气，有感之者是为风热；其或春雨连绵，地中潮湿上泛，则风中遂夹湿气，有感之者是为风湿"，分别采用辛温解表法、辛凉解表法、清热保津法、两解太阳法等治疗。此外还有一类"春应温而反寒，非其时而有其气，有患寒热如伤寒者，是为寒疫"，治法"与伤寒相去不远"。

其次，同一病证可能有多种病因病机，需针对因机治疗。如《时病论·卷之四》霍乱之证，在夏秋为多，得之于风、寒、暑、热、饮食生冷之邪，正不能堪，一任邪之挥霍扰乱；"其风甚者，则头痛寒热。寒甚者，则转筋厥冷。暑甚者，则大渴引饮。邪在上焦则吐多，下焦则泻多，中焦则吐泻俱甚"，总宜治乱保安法加减主之；"风甚加苏叶、橘红，寒甚加草蔻、木瓜，暑甚加芦根、竹茹，吐多加黄连、干姜，泻多加葛根、荷叶"；如果出现危证，"吐泻不已，损伤中焦之气，以致阴阳间隔，手足厥冷，脉微欲绝，不多饮水者，无分风、寒、暑、热，急以挽正回阳法救之"，各随其证加减治之。再如，《时病论·卷之六》秋季伤湿一病，根据病因病机可分为表里两种：伤于表者，"因于居湿涉水，雨露沾衣，其湿从外而受，束于躯壳"；伤于里者，"因于喜饮茶酒，多食瓜果，其湿从内而生，踞于脾脏"。李时珍指出"凡风药可以胜湿，利小便可以引湿，为治表里湿邪之则也"，雷丰依此思路，认为"治表湿宜辛散太阳法减去桂、豉，加之苍、朴，俾其在表之湿，从微汗而解也。治里湿宜通利州都法，俾其在里之湿，从小便而去也"，伤湿之证，务宜分表里而治之，斯为确当。

再次，一病一证之中，也需细致区分其兼夹变化之证。如《时病论·卷之四》夏季暑温一证，其初病邪在上焦气分，身热有汗，或口渴，或咳嗽，当用清凉涤暑法加杏仁、栝蒌壳治之。此证又可根据兼夹情况和病机变化，区别为夹冒寒邪、兼有湿邪、胃中有热和伤于阴者四类：汗少而有微寒，或有头痛者，宜透肌肤之冒，于清凉涤暑法内去扁豆、西瓜翠衣，加藿香、香薷，其加减法与阴暑相似；口不渴乃兼湿，仍用此法，加米仁、半夏治之；如舌苔黄燥，渴欲喜饮，宜清胃家之热，用凉解里热法治之；舌苔光绛者伤于阴也，宜用清热保津法加西洋参、北沙参、元参治之。雷丰指出："总当细究其因，或夹冒，或夹湿，或胃热，或阴伤，按证而分治之，未有不向愈者。"

第四，治疗新感疾病，还需考虑患者的体质因素。如《时病论·卷之四》暑瘵一病，当清暑热以保肺，清络热以止血，但针对体质不同的患者，治法也需相应改变。"如初起体实者，宜以清宣金脏法加枯芩、黑栀治之。体弱者，宜以却暑调元法去石膏、半夏、粳米，加鲜地、鲜斛、鲜藕节治之"，"倘蹉跎失治，伤及真阴，遂难疗矣"。再如，《时病论·卷之六》中湿一证"必因脾胃素亏之体，宿有痰饮内留，偶被湿气所侵，与痰相搏而上冲，令人涎潮壅塞，忽然昏倒，神识昏迷"，此即丹溪所谓湿热生痰、昏冒之证，考虑到患者体质和证候情况，以增损胃苓法去猪苓、泽泻、滑石，加苏子、制半夏、远志、菖蒲治之。

最后，雷丰指出，在治疗新感病时，需时刻观察疾病病机的变化，防其加重。如《时病论·卷之二》冒风证，乃"风邪冒于皮毛，而未传经入里也"，宜微辛轻解法，此时"风邪初冒皮毛，其证轻而且浅，不难数服而瘳"，病证较轻，但如果不能及时治疗，"邪由皮毛而入于肺，经年累月，病机日深，变成痨怯"，则为"难治之疾"。再如，《时病论·卷之四》冒暑一证，"暑热之邪，初冒于肌表者，即有头晕、寒热、汗出、咳嗽等证，宜以清凉涤暑法加杏仁、蒌壳治之"，"其证虽较伤暑为轻，然失治入里，此又不可以不知也"，"冒暑之证，虽谓为轻，亦必须防微杜渐耳"。雷丰特别强调了治疗新感疾病"防微杜渐"的重要性。而一旦病邪入里变重，当及时调整治疗方案，如冒湿之病，宜用宣疏表湿法取其微汗，使其湿邪还表而解，毋使其由表而入于里，但如果出现了脘中痞闷、微热汗少、小便短赤等症状，表明湿邪已入于里，则需改用通利州都法。

4. 治法类分

雷丰的治法从不同角度进行划分，可以大略分为脏腑论治、气血论治、表里分治、虚实分治、津液论治、从痰论治等。

（1）脏腑论治

雷丰治疗时病广泛地使用脏腑辨治，以肺、胃、肝、心包的病机变化为主，其辨治方法根据时病的传变及分期特点调整。雷丰指出，医者必须通过四诊合参，"以明其肝、心、脾、肺、肾五脏之病因，而用其酸、苦、甘、辛、咸五味之药饵"（《时病论·附论·医毋自欺论》），而庸医不别脉之虚实，不辨体之强弱，不察五色五音五气，"焉能明其五脏之病，而用其五味之药乎"。

肺部受邪的病种，主要包括有风寒束肺（春温初起）、风热犯肺（风温初起）、暑热袭肺（暑咳、暑瘵）、燥邪犯肺（干咳）等。如《时病论·卷之一》春温病，变化多端，此病"因于冬受微寒，伏于肌肤而不即发，或因冬不藏精，伏于少阴而不即发，皆待来春加感外寒，触动伏气乃发"，邪在皮毛，宜辛温解表法为先。又如，《时病论·卷之一》风温病，发于当春厥阴风木行令之时，少阴君火初交之际由冬令受寒，当时未发，肾虚之体其气伏藏于少阴，劳苦之人则伏藏于肌腠，必待来春感受风邪，触动伏气而发。其证头痛恶风，身热自汗，咳嗽口渴，舌苔微白，脉浮而数，当用辛凉解表法。雷丰指出，治疗此证"总宜遵《内经》'冬伤于寒，春必病温'之论，庶乎宜古宜今。见肺胃之证，即为肺胃之病；见三焦之证，即为三焦之病。弗宜印定可也"。《时病论·卷之四》暑咳病，由暑热袭肺而咳逆。此病"由暑热下逼，先伤乎上，夫五脏之位，惟肺最高，为诸脏之华盖，暑热袭之，肺经先病"，"且暑中有火，肺体属金，火未有不克金者"，宜用清宣金脏法加滑石、甘草治之。《时病论·卷之四》暑瘵病，"因盛夏之月，相火用事，火烁肺金，复燃阳络，络血上溢所致"，当清暑热以保肺，清络热以止血，分体实体弱和初病久病，初病体实以清宣金脏法加枯芩、栀子炭治之，体弱者以却暑调元法去石膏、半夏、粳米加鲜地黄、鲜石斛、鲜藕节治之，久病阴分自亏，以甘咸养阴法治之。《时病论·卷之七》干咳者，"因秋分之后，先伤乎燥，燥气内侵乎肺，当时未发，交闭藏之令乃发，斯为金寒水冷之咳也"，乃燥之伏气为害，用温润辛金法治之。《黄帝内经》有"五脏六腑，皆令人咳"之论。雷丰也指出："如胸疼喉痛为心咳，两胁下痛为肝咳，右胠痛引肩背为脾咳，喘急咳血为肺咳，腰背相引而痛为肾咳。又有小肠咳者，咳而矢气也；胆咳者，咳呕苦水也；胃咳者，咳而欲呕也；大肠咳者，咳而遗屎也；膀胱咳者，咳而遗溺也；三焦咳者，腹满而不食也；此皆《内经》分脏腑之咳也。"

胃受邪有阳明热盛（春温变证）、热在胃腑（温病变证）、阳明温毒发

斑及湿热化燥闭结胃腑（湿温变证）、燥气入里病在肠胃（秋燥）等证。春
温病若温热抵于胃，可见舌苔化燥、或黄或焦，用凉解里热法；如见舌绛
齿燥，谵语神昏等证，是温热深踞阳明营分，宜清热解毒法，以保其津液
也。温病若脉沉实，口渴谵语，舌苔干燥等，此热在胃腑，宜用润下救津
法。阳明温毒发斑用清凉透斑法，"凡温热发斑者，治宜清胃解毒为主。
膏、甘治之以清胃，银、翘治之以解毒。更以芦根、豆卷，透发阳明之热；
荷钱者即初发之小荷叶也，亦取其轻升透发之意。热势一透，则斑自得化
矣"（《时病论·卷之一·拟用诸法》）。《时病论·卷之六》湿温病，"如撮
空理线，苔黄起刺，或转黑色，大便不通，此湿热化燥，闭结胃腑，宜用
润下救津法，以生军易熟军，更加枳壳，庶几攻下有力耳"。《时病论·卷
之六》秋燥病"惟腹作胀，大便不行，此燥结盘踞于里，宜用松柏通幽法
治之。总而言之，燥气侵表，病在乎肺，入里病在肠胃"，松柏通幽法以润
肠为主，乃仿五仁丸法。

　　从肝论治，主要是针对热极生风之春温、暑风等病。如春温有手足瘛
疭，脉来弦数，是为热极生风，即宜却热息风法。《时病论·卷之四》暑风
病，由暑热极盛，金被火刑，木无所畏，则风从内而生，木化风克脾土，
当去时令之火，火去则金自清，而木自平，兼开郁闷之痰，痰开则神自安、
气自宁，拟用清离定巽法佐以郁金、川贝母治之。清离定巽法，"治昏倒抽
搐，热极生风之证"，用连翘、竹叶清其热，热甚必伤阴，用细生地、元参
保其阴，菊花、桑叶平木定肝风，钩藤、木瓜舒筋宁抽搐。

　　心包受邪，包括痰火扰心（春温变证、湿温、冬温）和痰阻心包（中
暑）等证。如《时病论·卷之一》春温昏愦不知人，不语如尸厥，此邪窜
入心包，即宜祛热宣窍法。祛热宣窍法可治温热、湿温、冬温之邪，窜入
心包，神昏谵语，或不语，舌苔焦黑，或笑或痉，方用连翘三钱（去心）、
犀角一钱、川贝母三钱（去心）、鲜石菖蒲一钱，加牛黄至宝丹一颗。方

中连翘苦寒，苦入心，寒胜热，泻心经之火邪；经曰："火淫于内，治以咸寒"，犀角咸寒之品，亦泻心经之火邪；凡邪入心包者，有痰随火升，蒙其清窍，故用川贝母清心化痰，石菖蒲入心开窍；更用牛黄至宝丹之大力，以期救急扶危。《时病论·卷之四》中暑病，因"不辞劳苦，赤日中行，酷暑之气，鼓动其痰，痰阻心包所致，宜清暑开痰法治之"，清暑开痰法，药用黄连、香薷、扁豆衣、厚朴清热祛暑，杏仁、陈皮、制半夏顺气开痰，益元散清暑宁心，荷叶梗透邪宣窍。

面对危证，雷丰亦擅长从脏腑论治。《时病论·附论·治轻证宜细心重病宜大胆论》云："至若垂危之重证，必须大胆，见心包邪窜者，当宣则宣；肝风内动者，当平则平；脾虚气陷者，当培则培；肺气欲绝者，当补则补；肾液欲涸者，当滋则滋。"危重病证大多与邪入心包，神明扰乱，正气虚衰，阴精耗伤，脏腑衰竭等有关。雷丰辨其脏腑定位，轻重缓急，大胆用药，挽救危重病人。

五行治法，是雷丰从脏腑论治的一个特色，如培中泻木法、补火生土法、暖培卑监法、清离定巽法、清宣金脏法、金水相生法、温润辛金法、清金宁络法等。例如，培中泻木法治疗飧泄洞泄和风痢，用白术、白芍、陈皮、防风四味为君，以其泻木而益土也，佐茯苓、甘草培中有力，炮姜炭暖土多功，更佐吴萸疏其木而止其痛，荷叶升其清而助其脾。补火生土法治飧泄洞泄，此证因命门无火，不能熏蒸腐化，致泻完谷，故以肉桂、附子辛甘大热，补命门之火以生脾土；菟丝子、破故纸，温补其下；吴茱萸、益智仁，暖其下复暖其中；中下得其温暖，则火土自得相生，而完谷自能消化；更佐芡实、莲子，补其脾且固其肾；火土生，脾肾固，而飧泄、洞泄可愈。清宣金脏法治热烁肺金，咳逆胸闷，身体发热，此证因夏日炎暑、火旺克金而得，故治宜清热宣气，保其金脏。法中牛蒡子、川贝母、马兜铃清其肺热，杏仁、栝蒌壳、桔梗宣其肺气，佐桑叶以平其肝，枇杷叶以降其肺,使气机升降如常。

雷丰运用脏腑辨证,遵循外感温热病由表及里、由轻及重的病机变化规律,即在肺卫为初始阶段,至胃腑为入里化热阶段,及至逆传心包或肝风内动则为危重阶段。《时病论·卷之一》春温证最为典型,其初起为风寒袭表束肺。"初起之证,头身皆痛,寒热无汗,咳嗽口渴,舌苔浮白,脉息举之有余,或弦或紧,寻之或滑或数,此宜辛温解表法为先"。若失治误治,病邪入里,阳明热盛,"舌苔化燥,或黄或焦,是温热已抵于胃,即用凉解里热法"。温病后期热极生风,"有手足瘛疭,脉来弦数",宜却热息风法。最后若"昏愦不知人,不语如尸厥,此邪窜入心包,即宜祛热宣窍法"。雷丰以脏腑辨证,划分了整个春温病程,指出:"春温变幻,不一而足,务在临机应变可也。"

雷丰认为,不同病证若伤及同一脏腑,可用同一治法加减通治,"有等证之辨,悉可以通治之"(《时病论·附论·治时病常变须会通论》)。雷丰指出:"谵语神昏,热乱神明者,祛热宣窍法可通用之。手足瘛疭,热极生风者,清离定巽法可通用之。昏愦不语,痰袭心包者,宣窍导痰法可通用之。及至发笑之证,皆由邪袭于心;发痉之证,皆系风乘虚入;或至撮空理线,循衣摸床等证,皆当审其虚实,通其活法。"

总的来说,雷丰擅长脏腑辨证,将脏腑辨证与时令、体质、病因、病机、病程等因素结合考虑,很好地整合了自己的临床诊疗经验。正如雷丰指出的那样,"在医者,必须临证权衡,当损则损,当益则益"(《时病论·附论·成方须损益论》),"审其虚实,通其活法,则不但治时病可以融会,即治杂病亦有贯通之妙耳"(《时病论·附论·治时病常变须会通论》)。

(2)气血论治

雷丰治疗时病注意气机通畅,血脉调和。其从气血论治的方法,有调中畅气、化痰顺气、补气升阳、顺气搜风、活血祛风等。

气虚当补气。如补气升阳法治气虚患疟、寒热汗多、倦怠食减，参照东垣补中益气汤，用党参、黄芪、白术、甘草以补其气，陈皮行气，当归活血，血气流行，则邪不能容，升麻、柴胡升举气机，生姜、大枣调和营卫。又如参苏饮，乃治气虚之外感，稍壮者减参即可。类中"因气虚之体，烦劳过度，清气不升，忽然昏冒为虚中也，治宜补气"（《时病论·卷之二·中风》），可用黄芪五物汤、防风黄芪汤治疗。火泻常用通利之法，但"如久病阴亏者，气虚属寒者，皆不可利，医者不可以不知也"（《时病论·卷之三·火泻》）。

气滞当宣畅。如调中畅气法治中虚气滞，休息痢疾，并治脾亏泄泻，以党参、黄芪、白术、甘草调补中州，陈皮、大腹皮、木香宣畅气分，加荷叶助脾胃而升阳。"古人谓化痰须顺气，气行痰自消"（《时病论·卷之三·拟用诸法》），故在治疗痰气闭塞、痰疟、痰泻时，雷丰选用化痰顺气法，法中茯苓、制半夏、陈皮、甘草，即二陈汤，加木香、厚朴以行其气，气得流行，则顺而不滞。《时病论·卷之二》中风"因气实之人，暴怒气逆，忽然昏倒为气中也，治宜顺气"，用顺气搜风法，叶香岩指出经属气，所以雷丰进乌药、陈皮以顺其气，天麻、紫苏、菊花以搜其风，佐人参、甘草辅其正气，木瓜利其筋骨、桑枝遂其左右之用，此证还可用乌药顺气散、顺风匀气散等治疗。

气机升降失常当复其升降。如《时病论·卷之三》飧泄病由春伤于风，风气通于肝，肝木之邪，不能条达，郁伏于脾土之中，中土虚寒，则风木更胜，而脾土更不主升，反下陷而为泄。此即《素问·阴阳应象大论》所云："清气在下，则生飧泄。"飧泄之病，属虚者多，属实者少，当辨其证候，以培中泻木法、补火生土法、暖培卑监法治之，若"日久谷道不合，或肛门下脱，乃元气下陷也"，急以补中收脱法治之。寒痢为"中州之阳，不能运化，清气不升，脾气下陷，以致腹痛后重，痢下白色，稀而清腥，脉迟苔白者，当去其寒，兼扶脾土，则痢自止，宜用暖培卑监法佐以楂炭、木香治之"。《时病论·卷之四》霉湿病以芳香化浊法，使其气机开畅，则上中之邪，不散而自解。《时病论·卷之三》"伤食作泻"案，患者素来痰体，伤食腹痛而泻，脾气当升不升而泻作，胃气宜降失降而嗳频，用薛立斋治刘进士之六君加木香之法，调其气机升降，更佐山楂、枳椇子，复诊加苍术、厚朴而瘥。"夫人身之气，肝从左升，肺从右降"（《时病论·卷之四·拟用诸法》），肺被暑热所烁，无降气之能，上逆而为咳，故雷丰拟清宣金脏法清热宣气，以牛蒡子、川贝母、马兜铃清其肺热，杏仁、瓜蒌壳、桔梗宣其肺气，"佐桑叶以平其肝，弗令左升太过；枇叶以降其肺，俾其右降自然。升降如常，则咳逆自安谧矣"。

血瘀当活血，血虚当补血。雷丰指出，风邪"其中乎经，可以顺气搜风；其中乎络，可以活血祛风"（《时病论·卷之二·拟用诸法》）。活血祛风法活血、补血同用，雷丰参照古人"治风须养血，血行风自灭"、"络属血"的观点，用鸡血藤、川芎以活其血，当归、白芍补益营血，秦艽活血荣筋，桑叶滋血去风，佐橘络以达络活血，则入络之风邪可解。《时病论·卷之三》"痢下纯血死证"案，患者真阴耗损，雷丰从本调治，以干地黄、阿胶养其真阴，牡丹皮、白芍清其血分，禹余粮、赤石脂止痢固脱，金银花、甘草养血解毒，薏苡仁、茯苓扶脾渗湿，人参、荷叶挽正升清。

气血俱虚，当双补气血。如：《时病论·卷之三》谦甫真人养脏汤，用人参、白术、当归、白芍等治气血两伤之久痢。劳疟"或因久病劳损，气血两虚而病疟也，或因劳役过度，营卫空虚而患疟也"（《时病论·卷之五·劳疟》），拟用营卫双调法，气虚者倍加人参、黄芪，血虚者倍加当归、白芍。《时病论·卷之五》双甲搜邪法治三日疟久缠不愈者，以何首乌养其阴，鹿角霜助其阳，人参益其气，当归补其血，阴阳气血并复，则疟邪自无容身之地。凡气血俱虚，久疟不止可服何人饮，此方用何首乌、人参、当归、陈皮、煨生姜，截疟如神。

雷丰在方药配伍中，注意补益气血、调畅气机。如《时病论·卷之四》暑热伤气，用却暑调元法，以甘草、粳米调元为使；金水相生法，用人参补肺，麦冬清肺，五味子敛肺，主治热伤元气，气短倦怠，口渴汗多等证；千金生脉散，治热伤元气，用麦冬以清热，人参以补气，五味子以敛气；东垣清暑益气汤因暑中有湿，所以在用益气药中配伍黄柏、苍术、陈皮、泽泻等。调畅气机以上中焦气机为主，气机调畅，则邪有出路，痰、湿等随之而解。如辛凉解表法，用栝蒌壳、牛蒡子开其肺气，气分舒畅，则新邪伏气均可透达；微辛轻解法，佐牛蒡子之辛凉，桔梗之辛平，以解太阴之表，及栝蒌壳之轻松，橘红之轻透，以畅肺经之气，气分一舒，则冒自解；辛温解表法，用杏仁、陈皮开上中之气分；防风通圣散、双解散，以甘草、桔梗、白术调气；噤口痢宜独参汤，略加陈皮，或制香附，缓缓调补，兼行气滞；清暑开痰法，以杏仁、陈皮、制半夏，顺气开痰；两解太阳法，用桔梗通天气于地道，宣上复能下行，以解风湿之邪；清宣温化法治伏暑，用栝蒌壳宣气于上，陈皮化气于中，上中气分得其宣化，则新凉伏气皆不能留；治乱保安法治疗邪扰中州、挥霍扰乱，首用藿香、乌药、木香，行气分以治其乱；芳香化浊法佐大腹皮宽其胸腹，厚朴畅其脾胃，上中气机得畅，则湿浊无由凝留；宣疏表湿法治冒湿，被湿所冒则气机遂滞，故臣以藿香、陈皮、砂仁壳，通畅不舒之气；痰因气滞，气顺则痰降，故加味二陈法以陈皮和杏仁利气；清金宁络法治燥气化火，喉痛咳红，因血藏肝脏，故加冬桑叶以平其肝，肺气上逆，故加枇杷叶以降其肺，使肺气得降，肝血得藏。

雷丰在临证加减时亦注意气血状况，当补则补，当行则行，当清则清。补益者，如《时病论·卷之五》"三疟扰伤气血补益得效"案，患者三日疟发作已两三年，气血阴阳受亏，非补益不能望痊，因其邪深正虚，故雷丰用"补法于未发之先，助其气血阴阳，则邪不能胜正而自止"，拟方制首乌五钱、党参四钱、鳖甲二钱、鹿角霜二钱、干姜八分、附片八分，临发之日勿服，至第八剂而愈。雷丰指出："治初患之疟，邪气方盛，正气未虚，可以迎其锐而击之。久患之疟，邪气深陷，正气已虚，则不可耳。故于未发用补，补其正气，正气旺，则邪自衰，不用击而疟自罢矣。"（《时病论·卷之五·临证治案·产后三疟久缠》）行气者，如《时病论·卷之三》"便泻刚逢经转"案，暑湿之邪，在乎气分，气机闭塞，邪不透化，经被其阻，雷丰治以温化湿邪法加木香、香附、苏梗、延胡索。程曦分析此案，指出："湿在气分，本当畅气以透湿，经事当期，最宜顺气以行经，理气之方，一举两得矣。"《时病论·卷之二》"风湿两感"案，女性患者独居数年，性情多郁，郁则气滞，偶沾风湿，雷丰以两解太阳法去薏苡仁、泽泻二味，白茯苓用皮，再加陈皮、厚朴、香附、郁金治之。《时病论·卷之四》"暑温过服大寒致变"案，前医不用清透之方，过用大寒之药，致气机得寒益闭，暑温之邪陷而不透，雷丰用大顺散加附子、豆蔻破其寒闭，再用清凉透邪法去淡豆豉加细生地、麦冬、蝉蜕、荷叶得效。《时病论·卷之五》"截疟太早变成肿胀"案，暑疟挟湿之证误用截法，阻其邪路，暑欲达表而不能，湿欲下行而不得，交阻于中，气机不行而成肿胀，雷丰用解暑行湿药治疗，并以青皮、厚朴、杏仁、槟榔行其气而宽其膨，复诊更加莱菔子以破其气，后用调脾化气得愈。降气清血者，如《时病论·卷之二》"冒风轻证不慎口食转重"案，用金沸草汤去细辛、荆芥，加葶苈、杏仁降肺气以开其闭，黄芩、栀子炭清血热而止其衄，连服三煎，即中病机。

　　雷丰指出，时病不可一味补益，容易阻邪外出、阻滞气机。如治湿疟之柴平汤，其中的人参"必体弱气虚者，乃可用之，倘不细审而概施之，恐补其气而阻其邪，病必增剧"（《时病论·卷之五·备用成方》）。又如，《时病论·卷之五》"产后瘅疟热补至变"案，一般医生常认为"产后阴虚，阳无所附"，或"气血大虚，虚热熏蒸，皆用温补之方，严禁寒凉之药"，导致热病误补益剧，阴液已伤，雷丰用甘寒生津法，加西洋参、紫雪丹治之，复诊加阿胶、龟板、鸡子黄补阴，调理两月方痊。《时病论·卷之六》"里湿酿热将成疸证"案，前医诊为脾亏用六君子汤未效，又疑阴虚改用六味汤无效。雷丰认为，此案属里湿之证，误用滋补，使气机闭塞，湿酿热蒸为黄，黄疸将成之候，用增损胃苓法去猪苓，加秦艽、茵陈、山楂、鸡内金治之，复诊照原方去秦艽，加木通、桔梗。《时病论·卷之一》"风温误补致死"案，患者禀赋素亏，风温化火刑金劫络，痰中偶有鲜血。雷丰认为，此证理当先治其标，缓治其本，以银翘散去荆芥、桔梗、淡豆豉，加川贝母、马兜铃、蝉蜕，而不可见血治血，误补成害。时病因邪气而成，若不辨证候、体质，妄用补益治法，易火上浇油或闭门留寇。

（3）表里分治

雷丰指出："证有表、里、新、伏"（《时病论·自序》），"至临证之时，细分部候，知其何为浮主表病，沉主里病，迟主寒病，数主热病"（《时病论·附论·医毋自欺论》），常依证将时病从表里分治。时病性多温热，故雷丰治疗表证多用辛凉治法，偶用辛温解表；时令病之温、毒、暑、痢等容易入里，故雷丰治以清热、攻下、解毒、凉暑等法。

表证治法，有辛温解表法、辛凉解表法、解肌散表法、微辛轻解法、清凉透邪法、清凉透斑法等。

辛温解表法，治春温初起，风寒寒疫及阴暑秋凉等证，以防风、桔梗，祛其在表之寒邪；杏仁、陈皮，开其上中之气分；淡豆豉、葱白，即葱豉汤，乃《肘后》之良方，用代麻黄，通治寒伤于表。

辛凉解表法，治风温初起，风热新感，冬温袭肺咳嗽，用薄荷、蝉蜕，轻透其表；前胡、淡豆豉，宣解其风。叶天士云："温邪上受，首先犯肺。"故佐瓜蒌壳、牛蒡子开其肺气，气分舒畅，则新邪伏气均可透达。雷丰指

出："凡温病切忌辛温发汗，汗之则狂言脉躁，不可治也。"（《时病论·卷之一·温病》）

解肌散表法，治风邪伤卫，头痛畏风，发热有汗等证，即仲景之桂枝汤，桂枝走太阳之表，专驱卫分之风；白芍和阴护营，甘草调中解热，生姜辛能散，大枣甘能和，又能行脾之津液，调和营卫。

微辛轻解法，治冒风之证，头微痛，鼻塞，咳嗽。风冒于皮毛，皮毛为肺之合，故用紫苏、薄荷以宣肺，佐牛蒡子之辛凉，桔梗之辛平，以解太阴之表，及栝蒌壳之轻松，橘红之轻透，以畅肺经之气，气分一舒，则冒自解。

清凉透邪法，治温病无汗，温疟渴饮，冬温之邪内陷。无汗者宜透邪，有汗者宜保津。凡清凉之剂，凉而不透者居多，惟此法清凉且透。芦根中空透药也，石膏气轻透药也，连翘之升浮，竹叶之凉升，淡豆豉之宣解，绿豆衣之轻清，皆透热也。伏邪得透，汗出微微，温热自然达解。

清凉透斑法，治阳明温毒发斑。凡温热发斑，治宜清胃解毒为主，石膏、甘草清胃，金银花、连翘解毒，芦根、大豆黄卷透发阳明之热，荷叶轻升透发。热势一透，则斑自得化。

针对里证特性，雷丰拟定凉解里热法、清凉荡热法、清热解毒法、清痢荡积法、清宣金脏法、祛暑解毒法、清凉涤暑法等。

凉解里热法，治温热内炽，外无风寒，及暑温冬温之证。胃为阳土，得凉则安，故以芦根为君，味甘性凉，去胃中之热，透肌表之邪，佐大豆黄卷之甘平，天花粉之甘凉，清除胃热，佐以石膏、甘草。寒凉之药容易败胃，此法无此弊端。

清凉荡热法，以仲景白虎汤为主，治三焦之温热，连翘、西洋参，清上焦之热以保津；石膏、甘草、粳米，清中焦之热以养胃；知母、细生地，泻下焦之热以养阴。

清热解毒法，治温毒深入阳明，劫伤津液，舌绛齿燥。温热成毒，毒即火邪,耗伤津液,故用金银花、连翘、绿豆清火解毒,西洋参、麦冬保津,元参、细生地保液。

清痢荡积法,治热痢夹食,脉滑数,烦渴溺赤。此法以木香、黄连治痢为主,加生大黄、枳壳荡积,黄芩、白芍清血,甘草解毒,荷叶、葛根升提,宜施于实热之痢。

清宣金脏法,治热烁肺金,咳逆胸闷,身体发热。夏日炎暑,火旺克金,需清热宣气,保其金脏。法中牛蒡子、川贝母、马兜铃清肺热,杏仁、瓜蒌壳、桔梗宣肺气,佐桑叶平肝、枇杷叶降肺,使气机升降如常。

祛暑解毒法,治暑毒烦热赤肿,身如针刺。法中茯苓、制半夏偕甘草即海藏消暑方,滑石偕甘草即河间清暑方,将易水、河间二派治法熔于一炉,更佐人参叶以却暑,黄连以清心,银翘、绿豆以解毒。

清凉涤暑法,治暑温暑热,暑泻秋暑。法中滑石、甘草,即河间天水散,以涤其暑热,加青蒿、白扁豆、西瓜翠衣以清暑,佐连翘以清心。雷丰结合时令特点进行加减,指出:"夫小暑之节,在乎相火之后,大暑之令,在乎湿土之先,故先贤所谓暑不离湿也,兼用通、苓,意在渗湿耳。"(《时病论·卷之三·拟用诸法》)

总的来看,雷丰在治疗表证中,善用辛味药、寒凉药,较少使用麻黄等,注重调畅气机,解表散寒,清凉透邪。治疗里证时,雷丰以清热解毒药物为主,同时入里之邪易伤津液,需酌加养阴保津之品。

（4）虚实分治

雷丰认为,"临证即有对病之成方,亦当谅体之虚实,病之新久而损益之"(《时病论·附论·成方须损益论》)。医家需辨明体质虚实、疾病虚实而用药,避免误治、失治。还指出:"治初起之轻证,必须细心,当辨其孰为风而用疏,孰为寒而用温,孰为暑而用清,孰为湿而用利,孰为燥而用润,孰为火而用泻。尤当审其体之虚实,病之新久,在女子兼询经期,妇人兼详胎产,如是者,则用药庶无差忒矣",否则"往往使轻浅之病,日渐延深"(《时病论·附论·治轻证宜细心重病宜大胆论》)。

首先，体质有虚实。雷丰认为，"体有阴、阳、壮、弱"，会影响到患病情况。如疟疾，"必因于盛暑之时，贪凉取快，不避风寒，或浴以凉水，或澡于河流，或过食生冷"，体质"壮者邪不能居，未必致病，怯者蓄于营卫，则所不免"(《时病论·卷之五·暑疟》)。

相应的，治法也需考虑患者的体质因素予以加减用药。其云："更宜审其体实、体虚而药之，自无不当耳。"(《时病论·卷之四·伤暑》)如《时病论·卷之五》伏暑变证，见壮热舌焦，神昏谵语，脉实不虚，是邪热归并阳明，宜用润下救津法治之。如果患者"年壮体强，以生军易熟军，更为有力"，雷丰认为年轻体壮者用生大黄效果更好。"种种变证，务在临证之时，细审病之新久，体之虚实，按法用之，庶无差忒耳"。《时病论·卷之四》暑瘵，"如初起体实者，宜以清宣金脏法加枯芩、黑栀治之。体弱者，宜以却暑调元法去石膏、半夏、粳米，加鲜地、鲜斛、鲜藕节治之"。

雷丰指出，"受温热之病，弱体居多"(《时病论·卷之一·拟用诸法》)，虽有实热之证，也需谨慎用药。如治疗阳明实热之证，当用大小承气汤急下存津，但考虑到患者体质因素，将张仲景调胃承气汤和吴鞠通增液汤两方合并为润下救津法，较为温和稳妥，且能存阴养液。体虚之人罹患热证，攻邪则投鼠忌器，养正则闭门留寇，殊为难办。雷丰指出，此时可用黄龙汤攻补兼施，"医者因其体虚，当下失下，而成撮空理线，循衣摸床等证，所以用攻补兼施之方，荡其邪而不伤正，补其正而不碍邪，诚稳妥之良方"(《时病论·卷之四·备用成方》)。《时病论·卷之一》消毒犀角饮、连翘败毒散、犀角地黄汤、三黄石膏汤、凉膈散五方，皆治时风温热之毒，而成发斑、发疹、发颐、喉肿等证，"在体实者，皆可施之，虚者俱宜酌用"。同样，麻杏甘石汤治温疟也需慎用。雷丰指出，温疟系冬令伏邪，发于夏令阳气大泄之时；麻黄辛散，如体实壮热无汗而喘者只宜暂用，否则不可轻试。《时病论·卷之三》"洞泄之疴虚实兼治得效"案，患者先天素弱，伏气深陷，亦有木乘土位和夹湿之证，虚中兼实，当补先后二天，兼以平肝渗湿。《时病论·卷之五》"虚寒之体忽患暑疟"案，雷丰观患者形体肥白，知其本质虚寒，改用温补为主收效，方以理中汤加豆蔻、制半夏、蜀漆、柴胡，以生姜、大枣为引。

其次，病证有虚实。雷丰强调对病证虚实诊断的重要性。其云："夫医之为道，先详四诊，论治当精。望色聆音，辨其脏腑之病；审证切脉，别其虚实而医，若此可谓毋欺也。"（《时病论·附论·医毋自欺论》）雷丰弟子程曦指出："论其常证，相去不远；见其变证，虚实攸分；临证之秋，苟不审其孰虚孰实，焉能迎刃而解耶！"（《时病论·卷之一·临证治案》）"尝见今之治痢，不分属热属寒，开口便言湿热，动手便用寒凉，盖因未究脉象，未审舌苔之故耳。凡辨病之寒热虚实，表里阴阳，皆当于脉舌中细细求之，庶几无误。"（《时病论·卷之三·寒痢》）如"发笑之证，皆由邪袭于心；发痉之证，皆系风乘虚入；或至撮空理线，循衣摸床等证，皆当审其虚实，通其活法，则不但治时病可以融会，即治杂病亦有贯通之妙耳"（《时病论·附论·治时病常变须会通论》）。又如，《时病论·卷之三》飧泄与洞泄，"其中之虚实，当细别之"，"飧泄因脾虚为多，所以完谷不化；洞泄因湿胜为多，所以体重溺红。属脾虚者，不宜偏利；属湿胜者，不宜偏补。斯二者，皆当审其虚实而分治之"。飧泄治以补正虚为主，洞泄治以祛邪实为主。

一般外感疾病都体现以下规律：起病时邪气虽实，而人体正气亦实，此时可痛击邪气；及病久则正气损耗，体质虚弱，应以养正为主，驱邪为辅，正实则邪定。如雷丰对疟疾的深浅轻重做出判断，指出疟疾"连日而发者则病浅，间日而发者则病深，间二日而发者则愈深矣。渐早为轻，因正气胜而外出；渐晚为重，因邪气胜而内入。初起多实，宜以祛邪为先；患久多虚，宜以养正为主。医者须分浅深轻重虚实新久而治之，则庶几投剂有效耳"（《时病论·卷之五·暑疟》）。针对疟久不愈之体虚，雷丰拟鳖甲饮、四兽饮，用人参、黄芪、白术、乌梅等药，补中兼收，但他强调此法只可用于体虚久疟，其他疟疾患者不可轻试。《时病论·卷之五》"体虚劳疟"案，患者体本虚怯，饮食并减，雷丰用何人散加鳖甲、牡蛎、茯神、龙骨治之。

对妇人胎前产后的特殊时段，雷丰也有特别关照。他在《时病论·附论·胎前产后慎药论》一篇中指出："胎前必须步步护胎，产后当分虚实而治，毫厘差谬，性命攸关。"他指出古今体质有别，言："今人之气体，不及古人万一也。且不但重病宜慎其药，即寻常小恙，亦要留心。"对孕妇来说，化痰之半夏，消食之神曲，宽胀之厚朴，清肠之槐花，凉血之牡丹皮、茅根，去寒之干姜、肉桂、附子，利湿之薏苡仁、木通、滑石，截疟之草果、常山，皆为犯胎之品，不可误投。至于产后，则当考虑患者体质虚实和疾病虚实，投以相应药物，不可攻其虚，不可补其实。雷丰指出："今人胶执'有故无殒'之句，一遇里积之证，恣意用攻，往往非伤其子，即伤其母"；"胎在腹中，一旦被邪盘踞，攻其邪则胎必损，安其胎必碍乎邪，静而筹之，莫若攻下方中，兼以护胎为妥"。雷丰"尝见医家不分虚实，必用生化成方，感时邪者，重投古拜，体实者未尝不可，虚者攻之而里益虚，散之而表益虚，虚虚之祸，即旋踵矣！"古拜散载于《医学心悟》，乃荆芥穗一味以生姜汤或陈茶调下。"又有一等病人信虚，医人信补，不分虚实，开口便说丹溪治产后之法，每每大补气血，体虚者未尝不可，倘外有时邪者，得补益剧，内有恶露者，得补弥留，变证迭加，不自知其用补之咎耳"。故而雷丰强调："凡遇胎前产后之疴，用药勿宜孟浪，慎之慎之！"

雷丰指出，当时社会上有一种"庸流"，不学无术，欺瞒病家，"见病人有寒热者，一疑其为外感，欺病家不知诊法也，不别其脉之虚实，而浪投发散之剂。又见病人有咳嗽者，一疑其为虚损，欺病家不谙医理也，不辨其体之强弱，而恣用补益之方"（《时病论·附论·医毋自欺论》）。这类庸医擅长的是"见人喜补者，遂谓虚衰；喜散者，遂云外感；畏热药者，便用寒凉；畏凉药者，便投温热"；他们"顺病人之情意，乱用医方，竟不读《灵》《素》以下诸书，全用欺人之法"。如《时病论·卷之四》"紫雪丹"条，雷丰指出："是方药力峻猛，体非强壮，证非实火，不宜浪用。尝见今之医者，一遇神昏谵语，不分虚实，遂谓邪入心包，随手用之，毫无忌惮。倘郑声喃喃，由心神不足而致者，一妄用之，祸必旋踵。临证之际，当分虚实而施，庶无差误。"雷丰虚实之论，乃纠时弊而发自肺腑。

（5）津液论治

雷丰认为，温病"有有汗无汗之分。无汗者宜透邪，有汗者宜保津，一定之理也"（《时病论·卷之一·拟用诸法·清凉透邪法》）。热病易耗伤津液，故雷丰指出："须知热病最易伤阴，当刻刻保阴为要，辛温劫液之剂，勿浪用也。"若"误用辛温之方，耗伤津液者，宜用清热保津法加西洋参、石膏治之"（《时病论·卷之四·热病》）。

热病本身伤津。雷丰"治轻证宜细心重病宜大胆论"指出："垂危之重证，必须大胆，见心包邪窜者，当宣则宣；肝风内动者，当平则平；脾虚气陷者，当培则培；肺气欲绝者，当补则补；肾液欲涸者，当滋则滋。"《时病论·卷之四》"热病化燥伤津"案，患者热邪化燥，津液被劫，非咸苦下法，不能攻其热而保其阴，否则津液告匮难治，雷丰即以润下救津法加紫雪五分治之，善后之法用西洋参、麦冬、生地黄、玉竹、火麻仁、瓜蒌壳、薏苡仁、炙甘草等药，三剂而安。

温热之证，若误服温热药物，会进一步耗伤津液。雷丰指出："温热之病，得温热之药，无异火上添油，立刻津干液涸，而变生俄倾。"（《时病论·附论·医家嫉妒害人论》）如《时病论·卷之五》"伏暑过服辛温改用清凉而愈"案，用清凉涤暑法去白扁豆、通草，加细生地、西洋参，而不应过用荆芥、防风、羌活、白芷，以免过于辛温劫津夺液。

雷丰拟甘寒生津法、润下救津法、清热保津法等以保养津液。喻嘉言治瘅疟独热无寒，主张以甘寒生津法。雷丰遵从此旨，首用生地、麦冬，甘寒滋腻以生津液。此证不离心、肺、胃三经，故以连翘、竹叶清心，沙参清肺，石膏、甘蔗汁清胃，梨汁生津。温病倘脉沉实，而有口渴谵语，舌苔干燥，此热在胃腑也，宜用润下救津法。此法以调胃承气汤为根本，改芒硝为元明粉，取其性稍缓，并合用吴鞠通增液汤方，取存阴养液之意。清热保津法治温热汗多者，因于里热熏蒸，恐其伤津损液，故用连翘、天花粉，清其上中之热；鲜石斛、鲜地黄，保其中下之阴；麦冬退热除烦；人参叶生津降火。雷丰指出诸病"见有舌绛齿燥，热伤于阴者，清热保津法可通用之"（《时病论·附论·治时病常变须会通论》）。清凉荡热法治三焦温热，脉洪大而数，热渴谵妄。以仲圣白虎汤为主治三焦温热，方用连翘、西洋参，清上焦之热以保津；石膏、甘草、粳米，清中焦之热以养胃；知母、细生地，泻下焦之热以养阴。

此外，雷丰还常在用药时配伍沙参、生地等保养津液。如《时病论·卷之一》"春温甫解几乎误补"案，用沙参、生地以滋津液，保其既伤肺肾之阴。《时病论·卷之一》"春温过汗变证"案，用祛热宣窍法加羚羊角、钩藤，诸症皆减，惟津液未回，唇舌尚燥，方中除去至宝丹、菖蒲，加入沙参、鲜地黄，三剂而安。《时病论·卷之一》"风温入肺胃误作阴虚腻补增剧"案，患者舌苔化燥而灰，身热如火，口渴不寐，此温邪之势未衰，津液被其所劫，用辛凉解表法，减去薄荷，加入芦根、天花粉、石膏、知母。《时病论·卷之五》伏暑变证颇多，如其初起如疟，可用清宣温化法；畏寒已解，则去半夏、陈皮温燥伤津之品，加芦根、竹叶、连翘；如伏暑之热已伤阴，于本法内加西洋参、麦冬、元参、细生地治之；若壮热舌焦，神昏谵语，脉实不虚，是邪热归并阳明，宜用润下救津法治之，"种种变证，务在临证之时，细审病之新久，体之虚实，按法用之，庶无差忒耳"。

舌上有无津液，可作为外感病治疗效果的标志。如《时病论·卷之八》"伤寒调治失法变证"案，速宜攻下之剂，荡热保津，以大承气汤加生地黄、石膏，复诊舌苔尚少津液，提示余热未净，当守原方，再服一帖后见舌苔有津，则改用仲景炙甘草汤除去桂枝、生姜、大枣，加柏子仁、茯神调养得愈。又如《时病论·卷之一》"胃实温病"案，当脉转为小软、舌苔已化、津液亦生，雷丰判断"病痊愈矣"，进清养胃阴之药调养。

（6）从痰论治

《时病论》收载痰泻、痰疟、痰嗽等证，其他亦有因痰成病者。脾为生痰之源，肺为贮痰之器。寒湿侵脾，脾弱生湿；湿生痰，痰气上袭于肺，而为痰嗽。肺病移于大肠，则成痰泻，其脉弦滑之象，胸腹迷闷，头晕恶心，神色不瘁，时泻时不泻，宜以化痰顺气法治之，气顺痰消则泻自止。中暑为患者赤日中行，酷暑之气鼓动其痰，痰阻心包所致，宜清暑开痰法治之。瘴疟先宜宣窍导痰法，探吐其痰，然后辨其轻重表里为要，轻者在表用芳香化浊法加草果、槟榔，重者在里用和解兼攻法。头痛而眩，疟发昏迷为痰疟。疟母一病，或食积，或痰涎，或瘀血，皆能结成痞块，藏于腹胁，作胀而痛，令人多汗，用调中畅气法去黄芪、白术、甘草、荷叶，加青皮、鳖甲、牡蛎、半夏治之。此病多虚，不可峻攻。暑咳痰多者，病因脾湿，用温法，宜加味二陈法。秋初伤湿不即发者，湿气内酿成痰，痰袭于肺而作痰嗽，治宜理脾为主，渗湿为佐，以加味二陈法治之，此法中制半夏行水利痰为君；痰因气滞，气顺则痰降，故以陈皮利气；痰由湿生，湿去则痰消，以茯苓渗湿为臣；中不和则痰涎聚，以甘草和中补土为佐；加薏苡仁助茯苓以去湿，杏仁助陈皮以利气，生姜助制半夏以消痰，饴糖助甘草以和中。

雷丰指出，痰证往往以脾湿为病本，肺痰为病标，故治疗时当注意理脾为本，治肺为标。如《时病论·卷之七》"痰嗽补脾取效"案，患者赋禀素弱，湿袭于脾，脾不运化，酿痰入肺，治当补脾为主，用六君子加苏子、薏苡仁治之，人参、白术、茯苓、甘草、陈皮、半夏扶脾去湿化痰，苏子降气，薏苡仁渗湿，药后痰嗽渐疏。

痰证主要治法，有宣窍导痰法、化痰顺气法、芳香化浊法、清暑开痰法等。宣窍导痰法治风邪中脏中腑，方中天竺黄、远志、菖蒲，宣其窍而解其语；杏仁、瓜蒌，导其痰且润其肠；僵蚕化中风之痰，皂角通上下之窍，中腑佐以百顺丸，中脏佐以牛黄清心丸。化痰顺气法治痰气闭塞，痰疟、痰泻，以《太平惠民和剂局方》二陈汤化裁，除茯苓、半夏、陈皮、甘草外，加木香、厚朴行气。化痰须顺气，气行痰自消。且木香、厚朴均能治泻，一举两得。芳香化浊法治五月霉湿并治秽浊之气，君藿香、佩兰之芳香化浊，臣陈皮、半夏之温燥化湿，佐大腹皮宽其胸腹，厚朴畅其脾胃，使荷叶之升清，清升则浊自降。清暑开痰法治中暑神昏不语，以黄连、香薷、扁豆衣、厚朴清热祛暑，杏仁、陈皮、半夏顺气开痰，益元散清暑宁心，荷叶梗透邪宣窍。

雷丰常用的痰证成药有姜茶饮、景岳木贼煎、杏苏散、清肺饮、丹溪咳血方、二陈汤、景岳六安煎等。姜茶饮治寒热疟及赤白痢，无痰不作疟，无食不成痢，姜、茶能消痰消食，所以治疟兼治痢。景岳木贼煎用木贼草、小青皮、制厚朴、制半夏、槟榔、苍术，治疟疾形实气强，多湿多痰者。杏苏散治燥伤本脏，头微痛恶寒，咳嗽稀痰，鼻塞嗌塞，脉弦无汗，方用杏仁、苏梗、茯苓、制半夏、陈皮、甘草、枳壳、桔梗、前胡，加生姜、大枣煎服。清肺饮治痰气上逆，而作咳嗽，用杏仁、贝母、茯苓、橘红、桔梗、甘草、五味子，加姜煎，食远服。丹溪咳血方治咳嗽痰血，用青黛、瓜蒌、海浮石、栀子、诃子肉，嗽甚加杏仁。二陈汤治一切痰饮为病，茯苓、制半夏、陈皮、甘草，加生姜。景岳六安煎治风寒咳嗽，痰滞气逆等证，用陈皮、制半夏、茯苓、甘草、杏仁、白芥子，加生姜三片。以上诸方，或以润肺之品治咳，或以理脾之品治嗽，总以调理肺脾为治。

痰作为病理产物，亦能成为致病之因。如《时病论·卷之一》温毒之喉痹变证，为温热之毒，发越于上，君相之火并起，火动生痰，痰壅则肿，肿甚则痹，痹甚则不通而死，可急用玉钥匙以开其喉，继以清热解毒法，去西洋参、麦冬，加僵蚕、桔梗、牛蒡子、射干治之。《时病论·卷之二》"冒风轻证不慎口食转重"患者感冒风邪，初用微辛轻解法加杏仁、浙贝母为治，因误食鸡、酒而病剧，成风痰壅肺，化火劫络之证，用金沸草汤去细辛、荆芥，加葶苈子、杏仁降肺气以开其闭，黄芩、栀子炭清血热止衄。《时病论·卷之六》中湿者因脾胃素亏之体，宿有痰饮内留，偶被湿气所侵，与痰相搏而上冲，令人涎潮壅塞，忽然昏倒，神识昏迷，即丹溪所谓湿热生痰，昏冒之证，以增损胃苓法去猪苓、泽泻、滑石，加苏子、制半夏、远志、菖蒲治之，倘有痰筑喉间，声如鼎沸，恐其危急，可加苏合香丸，若痰平人省，始有转机，否则不可救。但雷丰指出中风脱证则不可以开窍消痰治疗，只可以人参、附子为君勉强施救。

多种疾病的兼证有痰，治法需有所顾及。如《时病论·卷之二》风寒需审兼证，如兼痰者，益以茯苓、制半夏，兼食者，加入神曲、山楂，随证增减。香苏饮治四时感冒风寒，有痰加茯苓、制半夏。《时病论·卷之四》暑风之病，暑热极盛，金被火刑，风自内生，脾土受其所制，需去时令之火，火去则金自清，而木自平，兼开郁闷之痰，痰开则神自安，呵气自宁也，拟用清离定巽法佐以郁金、川贝母治之，痰塞喉间有声者，宜加胆南星、天竺黄。《时病论·卷之五》"伏暑过服辛温改用清凉而愈"案，患者热从汗解，但痰喘依然，夜卧不能安枕，改用二陈加苏子、葶苈子、旋覆花、杏仁，服之切中病机。

危证常有痰作祟。如邪入心包者，非特一火，且有痰随火升，蒙其清窍，用祛热宣窍法，除连翘、犀角之外，还需用贝母清心化痰，菖蒲入心开窍。又如，《时病论·卷之二》中风痰涎壅盛，急则治标，用诸吐法涌之；昏不识人，便溺阻隔，邪在腑也，当用宣窍导痰法，益以百顺丸治之。"治时病常变须会通论"一篇指出："昏愦不语，痰袭心包者，宣窍导痰法可通用之。"再如，《时病论·卷之一》"风温误补致死"案，患者禀赋素亏，痰中偶有鲜血，急则治标，雷丰以银翘散，去荆芥、桔梗、淡豆豉，加川贝母、马兜铃、蝉蜕治疗。《时病论·卷之五》"疟发昏迷治痰得效"案，前医以小柴胡汤、清脾饮治疗无效，雷丰考虑患者疟发时昏闷，定属痰迷，以二陈汤加豆蔻、藿香、杏仁、草果、党参、姜汁治之，连进三剂，神识遂清，继服二剂，寒热亦却。《时病论·卷之六》"中湿误作虚风"案，病由宿伏之痰与新侵之湿，相搏上冲而致眩晕，用宣窍导痰法加竹沥、姜汁治之，三剂而神醒。《时病论·卷之六》"秋湿时令忽患暴中"案，闻患者呼吸之声，将有痰起，病势危急，雷丰用藿香、神曲、厚朴、杏仁、制半夏、陈皮、菖蒲、远志、竹沥、姜汁，加苏合香丸，痰响渐平，人事稍醒。

　　雷丰在治痰时注意观察患者体质，并根据治疗效果随时调整用药。如《时病论·卷之五》痰疟病的发病除了饮食因素，也与体质有关，多因夏月多食瓜果油腻，郁结成痰，或素系痰体，其痰据于太阴脾脏，伏而不发，一旦外感凉风，痰随风起，变为疟病。痰疟初发之时，头痛而眩，痰气呕逆，寒热交作，脉来弦滑之象。因无痰不作疟，宜以化痰顺气法，加草果、藿香治之。如昏迷卒倒者，宜以宣窍导痰法，加厚朴、草果、苏合香丸治之；体质肥盛之人，痰药更宜多用。雷丰用子和常山散治痰疟，方中仅常山、甘草二味，常山可祛痰截疟，但其性猛烈，体稍虚者，不可遽用。雷丰在"胎前产后慎药论"一篇中指出："如化痰之半夏，消食之神曲，宽胀之厚朴……利湿之米仁、通、滑，截疟之草果、常山，皆为犯胎之品，最易误投，医者可不儆惧乎！"而四兽饮与此相反，其治疟病胃虚、中夹痰食，用人参、白术、乌梅，补中兼收，非体虚久疟，切勿轻试。又如，《时病论·卷之三》"伤食作泻"案，患者素来痰体，伤食作泻，服用人参、茯苓、白术、甘草、陈皮、半夏加木香，佐以山楂、枳椇于，二剂痛止；复诊更加苍术、厚朴得瘥。再如，《时病论·卷之二》"中风急证"案，患者年将耳顺，形素丰肥，真中急证，恐痰随风涌，雷丰以开关散先擦其龈，随入苏合香丸，以鹅翎向喉内蘸痰，患者痰涌神略清，观其体颇实，正未大虚，汗出微微，谅不至脱；痰既涌出，谅不至闭，以宣窍导痰法加东洋参、姜汁治之。风从微汗而去，痰尚留滞于络，继用茯神、柏子仁养心收汗，橘络、半夏舒络消痰，加稆豆、桑叶搜风，远志、菖蒲宣窍，更佐人参、甘草辅正，苏合香丸开痰，患者生命得以挽回。

（四）遣方用药

雷丰采撷前人方剂，详述方剂的主治、组成、方源、方解等，并根据时令特点、体质因素、疾病过程等加减用药，选药兼顾祛邪与扶正，此外还重视引药的使用。

1. 化裁古方

考察雷丰所拟诸法，大都是在前人方剂的基础上加减化裁、灵活组合而成。其云："在医者，必须临证权衡，当损则损，当益则益，不可拘于某病用某方，某方治某病。"（《时病论·附论·成方须损益论》）雷丰不仅擅长师法古方，还善于化裁运用，以及一方多用。

（1）师法古方

在《时病论》中，雷丰采辑了《伤寒论》《备急千金要方》《太平惠民和剂局方》等，以及严用和、刘完素、张元素、张从正、李东垣、王好古．朱丹溪、陶华、张景岳、刘松峰、吴鞠通等医家方剂，共104首，列于诸卷治法之后备用。"诸方悉选于先哲诸书，以补诸法所不及"（《时病论·凡例》），对其主治、组成、方源和方解都进行了论述，对加减法亦有关注。

雷丰从临床出发，博采众家成方，而无门户之见。雷丰在治法中有照搬古方者，如解肌散表法即张仲景的桂枝汤，补气升阳法即李东垣的补中益气汤。如泻痢，收录了痛泻要方、四神丸、香连丸、芍药汤、人参樗皮散、补中益气汤、肉苁蓉汤等；治疗暑病，则备用藿香正气散、六和汤、香薷饮、竹叶石膏汤、人参白虎汤、六一散、清营汤、生脉散、清暑益气汤、紫雪丹、黄龙汤等。对历代治疗时病之名方多有收载。

例如同样治疗泄泻，雷丰认为："草窗痛泻方，主治木乘土位之泻；胃苓汤，主治湿气侵脾之泻；四神丸、胃关煎，主治脾肾虚寒之泻。"（《时病论·卷之三·备用成方》）可以从脉象和症状，区别这些病证。"如两关不调者，或弦有力者，是为土被木乘之象；濡缓而怠者，是为脾受湿侵之象；细小无力者，或两尺沉迟者，是为脾肾虚寒之象，总须辨脉审证而分治之。"

再如治疗温病，雷丰在《时病论·卷之一·备用成方》中摘录了葳蕤汤、银翘散、小定风珠方、大定风珠方、消毒犀角饮、连翘败毒散、犀角地黄汤、三黄石膏汤、凉膈散和九味羌活汤等方剂。雷丰主要考虑病因、病机、主证、体质等因素，选用上述方剂进行治疗，并记述了自己的临床运用心得。其中，葳蕤汤治风温初起，六脉浮盛，表实壮热，汗少者可用，汗多者不宜，春温热重无汗，体素盛者可酌用此方，弱者则不宜用。银翘散与大小定风珠，皆吴鞠通创方，雷丰在临床运用后认为，银翘散方极轻灵，"风温冬温初起者，用之每多应手"，而大小定风珠"似乎腻滞，非脉证审确，不可轻用"。消毒犀角饮、连翘败毒散、犀角地黄汤、三黄石膏汤、凉膈散这五方，"皆治时风温热之毒，而成发斑、发疹、发颐、喉肿等证"，因药力较猛，使用时必须考虑患者体质因素。"在体实者，皆可施之，虚者俱宜酌用"。九味羌活汤是张元素的创方，可治感冒四时不正之气，但使用时必须加减变化。"如伤寒伤风初起者，黄芩、生地断断难施"，"温病热病初发者，羌、细、苍、防，又难辄用"。

（2）加减化裁

雷丰指出，"成方不在多而在损益"（《时病论·附论·成方须损益论》），不可"泥古方，医今病，不知化裁"（《时病论·凡例》）；损益之法全在于医者"辨病之寒热虚实，表里阴阳"及"浅深轻重虚实新久"等，应"谅体之虚实"，临证权衡。雷丰在拟用诸法和临证治案中列出的多数方剂，都是经其临证加减化裁而成。

雷丰有加减二三药味者，如治痰气闭塞之化痰顺气法，即《太平惠民和剂局方》二陈汤加木香、厚朴；治因食作泻的楂曲平胃法，即《太平惠民和剂局方》平胃散加炒山楂、神曲、鸡内金；治伏气飧泄的培中泻木法，以刘草窗的痛泻药方加茯苓、姜炭、吴茱萸、荷叶；挽正回阳法，以陶华的回阳救急汤除陈皮、制半夏、五味子等。

有合二、三个古方为一者，如润下救津法，治热在胃腑，脉沉实有力，壮热口渴，舌苔黄燥，用张仲景调胃承气汤，改芒硝为性稍缓的元明粉；合用吴鞠通增液汤方，将急下存阴与养液之法同用，融古今名方为一炉。亦有合二、三古方并加以增损者，如治热痢夹食的清痢荡积法为香连丸合芍药汤加减而成，治脾土虚寒泄泻的暖培卑监法以四君子合理中汤加苍术、益智仁、葛根、粳米而成等。

雷丰加减古方之目的，为改变功效主治、适应病证深浅、适合患者体质、顾及兼夹之证等。

一是改变其功效主治。"譬如二陈汤，即夏、苓、陈、草也，治一切痰饮之病，除去陈皮，乃海藏消暑丸，伏暑烦渴用之"（《时病论·附论·成方须损益论》），减方而变其主治。"平胃散，即陈、苍、朴、草也，治一切湿气之病，加入芒硝，乃女科之下胎方"，加药而变其主治。

二是随证之深浅调整处方。深一层之病如"利湿用五苓，清热用三石，倘湿热并盛之候者，二方合用名甘露饮"。轻一等之病如"固本丸，治虚劳损证，减去麦冬、生地，名曰三才，以治三焦亏证，此轻一等之病，而减为佐之药也"等。

三是根据患者体质，辨体化裁。雷丰指出："更宜审其体实、体虚而药之，自无不当耳。"（《时病论·卷之四·伤暑》）如《时病论·卷之二》"治外感内伤，发热咳嗽，伤风泄泻等证"的参苏饮，"乃治气虚之外感，稍壮者减参可也"。又如《时病论·卷之五》治三日疟，"如阴虚之体，益以首乌、当归；阳虚之体，益以鹿霜、潞党"。再如《时病论·卷之三》热痢"治宜清痢荡积法，益以楂肉、槟榔治之，如体弱者，以生军改为制军最妥"等。

四是随兼证、夹证，辨其因机而加减。如《时病论·卷之二》治风寒以辛温解表法，"但当审其兼证为要。如兼痰者，益以苓、夏；兼食者，加入神、楂，随证减增，庶几有效"《时病论·卷之四》阴暑之病"宜用辛温解表法减去防风，益以香薷、藿香治之。呕逆加茯苓、半夏，便泻加厚朴、木香"，阳暑则"宜以清凉涤暑法去扁豆、通草，加石膏、洋参治之。

呕逆加竹茹、黄连,便泻加葛根、荷叶"等。

雷丰认为,"书有古今,而人亦有古今,古人气体俱厚,今人气体渐薄,若执古方以治今人之病,不亦重乎"(《时病论·附论·古今医书宜参考论》)。雷丰总结指出:"可见医方不能胶守,此所谓能使人规矩,不能使人巧也。"(《时病论·卷之一·备用成方》)雷丰诸种治法,多由前辈名方化裁而来,以切中病机为要。

(3)一方多用

雷丰在"治时病常变须会通论"一篇中指出:"弗执定某证之常,必施某法,某证之变,必施某法,临证时随机活法可也。"《时病论》所创用诸方虽为专病而设,但多数在临证加减之后,可用于多种不同疾病。

例如四君子汤为补气祖剂,雷丰对其进行化裁,用于多种疾病治疗。如《时病论·卷之三》泄痢不已,气虚下陷,谷道不合,肛门下脱,用补中收脱法,以四君子之甘温补中州以提其陷,罂粟壳、白芍、诃黎勒之酸涩止泻敛肛,石榴皮为引以酸收脱、以涩止痢。调中畅气法治中虚气滞,休息痢疾,并治脾亏泄泻,以人参、黄芪、白术、甘草调补中州,陈皮、大腹皮、木香宣畅气分,加荷叶助脾胃升阳。暖培卑监法治脾土虚寒泄泻及冷痢水谷痢,以四君子汤合理中汤,暖培其脾土也,脾喜燥故佐以苍术,喜温佐以益智仁,喜升佐以葛根,喜甘佐以粳米。《时病论·卷之四》暑热伤气,且伤津液,雷丰拟却暑调元法治之,以四君子去白术之温燥,加石膏、滑石、半夏却暑,麦冬保津,粳米调元。挽正回阳法治中寒腹痛,吐泻肢冷,或昏不知人,脉微欲绝,此法以四君子挽其正,炮姜、肉桂、附子回其阳,佐吴茱萸破中下之阴寒。

雷丰所拟定的60种治法中,有22种可以治疗不同时令的不同疾病,包括化痰顺气法、加味二陈法、芳香化浊法、辛凉解表法、辛散太阳法、辛温解表法、苦温平燥法、金水相生法、宣阳透伏法、宣透膜原法、宣窍导痰法、祛热宣窍法、凉解里热法、润下救津法、调中畅气法、通利州都法、清宣温化法、清热保津法、清凉透邪法、清凉涤暑法、楂曲平胃法、增损胃苓法，体现了异病同治的思想。

以辛温解表法为例。此法"以防风、桔梗，祛其在表之寒邪；杏子、陈皮，开其上中之气分；淡豉、葱白，即葱豉汤，乃《肘后》之良方，用代麻黄，通治寒伤于表。表邪得解，即有伏气，亦冀其随解耳"（《时病论·卷之一·拟用诸法》）。此法加减运用得当，可以治疗四季之春温、风寒、寒疫、阴暑、热病、秋暑等多种疾病，所治之病虽有别，但其病机则一，即外感病初起有表寒而阳郁生热。

如春季的春温之病，"初起之证，头身皆痛，寒热无汗，咳嗽口渴，舌苔浮白，脉息举之有余，或弦或紧，寻之或滑或数，此宜辛温解表法为先"（《时病论·卷之一·春温》）；春伤于风成风寒者，证见"寒热头痛，汗出不多，或咳嗽，或体疲，脉来浮大，或兼弦紧是也，宜以辛温解表法治之"（《时病论·卷之二·风寒》）；寒疫"初起头痛、身疼，寒热无汗，或作呕逆，人迎之脉浮紧者，宜用辛温解表法治之"（《时病论·卷之二·寒疫》），其治法与伤寒相去不远。如果用辛温解表法未获效，可以尝试使用刘松峰的苏羌饮治疗，方用紫苏、羌活、防风、陈皮、淡豆豉、生姜、葱白。

而夏天阴暑病，"其脉浮弦有力，或浮紧，头痛恶寒，身形拘急，肢节疼痛而心烦，肌肤大热而无汗。此为阴寒所逼，使周身阳气不得伸越"（《时病论·卷之四·伤暑》），宜用辛温解表法减去防风，改以夏日常用之香薷、藿香治之；夏季之热病，若"有恶寒相兼，脉象举取浮紧"（《时病论·卷之四·热病》）之症状，也可先用"辛温解表法，以透其外，外邪得透，再用清凉之剂，以荡其里热也"。但如果没有此恶寒之证、浮紧之脉而误用辛温之方，则会耗伤津液，雷丰尝试采用"清热保津法加西洋参、石膏治之"解除这种药误带来的危害。

秋季之秋暑与夏季之阴暑相似，也可用辛温解表法加减治疗。

冬温一般用辛凉解表法加连翘、浙贝母，但偶有恶寒之证，其病机是"先感温气，即被严寒所侵，寒在外而温在里"（《时病论·卷之八·冬温》），治法"宜用辛温解表法先去寒邪，继用凉解里热法而清温气"。在临证治案中，《时病论·卷之二》所载"产后寒疫"一案尤为典型。通常在产后用生化之法或丹溪补虚法，而雷丰坚持认为"此寒疫也，虽在产后，亦当辛散为治"，"用辛温解表法去桔梗，加芎、芷、干姜、黑荆、稆豆，嘱服二剂，则热遂从汗解"。

由上可见，雷丰对于辛温解表法的运用，考虑到时令、因机、症状而灵活加减，对用后无效的后续疗法和误用辛温的善后之法也都有完整论述，应用巧妙，考虑周到。

其他诸法的运用与此类似，雷丰在根据时令特点辨病的前提下，考虑体质因素、疾病过程等因素，分寒热、虚实、表里、轻重、缓急等加减用药，他指出："知时者按春温、夏热、秋凉、冬寒之候，而别新邪、伏气之疴，更审其体实体虚，而施散补之法。"（《时病论·自序》）

2. 用药特点

雷丰用药特点有二：一是选药精当。《时病论》收载以法代方60法，备用成方104首。雷丰尤善利用宣表、清透、扶正、养阴之药，使用较多的药味有甘草、陈皮、生姜、茯苓、半夏、厚朴、人参、苍术、白术、连翘、杏仁等。运用人参、白术、茯苓、甘草等，体现了雷丰对人体正气的扶助思想；疾病多因痰湿作祟，故用厚朴、苍术、陈皮、半夏等；辛温或辛凉解表则考虑使用生姜、连翘等；降气止咳平喘用杏仁等。二是配伍合宜。如咸甘相配之清热解毒法、润下救津法等，以元参、元明粉等配生地、麦冬、甘草等，以咸味清降，甘味和中；再如，咸辛为佐之清离定巽法，以元参、井华水咸寒之性以保阴，佐连翘、桑叶、甘菊辛凉而透其邪。

（1）分时用药

中医之核心在于顺应天地自然的变化，用药方面必须考虑时令因素。《黄帝内经》有"用寒远寒""用热远热"之观点，雷丰尤擅此道。其指出：

"在春令辛温不宜过剂，在冬令辛热亦可施之，所以前人用药宜分四时，洵非谬也。"（《时病论·卷之二·风寒》）

《素问·六微旨大论》云："出入废则神机化灭，升降息则气立孤危。故非出入，则无以生长壮老已；非升降，则无以生长化收藏。是以升降出入，无器不有。"春夏秋冬四季天地之气升降浮沉不同，万物顺应其气则有生长化收藏之变，用药也应顺应其气而不可拂逆，此即李时珍所谓"升降浮沉则顺之，寒热温凉则逆之"（《本草纲目·序例上·四时用药例》），雷丰亦深谙此道。

雷丰在诊治疾病时，首先分时，其次论证，再次立法，最后选方用药。如他治疗冬令体实邪盛的伤寒患者用麻黄汤，而治春季的春温初起、风寒寒疫等，则用防风、桔梗祛表寒，杏仁、陈皮开中上之气分，用淡豆豉、葱白以"代麻黄，通治寒伤于表"（《时病论·卷一·风温》）。

再如，对长夏为阴寒所逼之阴暑病，雷丰用辛温解表法减去防风，恐其辛散伤津，而加香薷、藿香，香薷为"夏月之麻黄"，藿香芳香解暑化湿，适于长夏。

（2）宣达透邪

雷丰指出治疗伏邪为病需驱邪外出，但因"清凉之剂，凉而不透者居多"，故其拟清凉透邪法，药用"芦根中空透药也，石膏气轻透药也，连翘之性升浮，竹叶生于枝上，淡豆豉之宣解，绿豆衣之轻清，皆透药也。伏邪得透，汗出微微，温热自然达解耳"（《时病论·卷之一·拟用诸法》）。

此外，雷丰还强调，温病之初以透表宣肺为主，如清凉透邪法治温病、辛凉解表法治风温、清凉涤暑法治暑温等，"无汗者宜透邪，有汗者宜保津"，慎用发汗之剂。如对新寒引动伏气之春温，虽法取辛温解表，但仅用"淡豉、葱白，即葱豉汤……用代麻黄，通治寒伤于表"，合防风、桔梗、杏仁、陈皮祛寒邪、利气机，"表邪得解，即有伏气，亦冀其随解耳"。

（3）顾护津液

雷丰强调"凡有一切温热，总宜刻刻顾其津液，在阴虚者，更兼滋补为要耳"（《时病论·卷之一·风温》），此观点与前人所论"存得一分津液，便得一分生机"相类似。雷丰指出："热甚必伤阴，故用细地、元参，以保其阴。"（《时病论·卷之四·拟用诸法·清离定巽法》）

雷丰采用甘寒生津法、润下救津法、清热保津法、甘咸养阴法、金水相生法等养阴生津。如《时病论·卷之四》用甘咸养阴法治热伤血络，损及阴分，潮热咳嗽，法中干地黄、龟板皆养阴之要药，阿胶、淡菜并治血之佳珍，墨旱莲、女贞子补益肾阴，佐以丹皮清血中之伏火，火得平静，则潮热咳血均愈矣。金水相生法治痊夏眩晕神倦，呵欠烦汗及久咳肺肾并亏，以《备急千金要方》生脉散加减，法内人参补肺，麦冬清肺，五味子敛肺，主治热伤元气，气短倦怠，口渴汗多等证，加知母清肺肾，元参滋肾肺，甘草协和诸药，使金能生水、水能润金。

雷丰在配伍法中，也兼顾养阴保津之用。如培中泻木法中之甘草配芍药，营卫双调法以人参、大枣、甘草配伍白芍等，悉取酸甘化阴之意。而甘寒生津法、甘咸养阴法等，均以甘寒养阴，如将西洋参、生地、麦冬、北沙参、元参等，与石膏、连翘、女贞子、牡丹皮之类相配，养阴生津且清透邪热。再如，雷丰治三焦温热，以清凉荡热法用知母、生地黄"泻下焦之热以养阴"；治温毒入于阳明，施清热解毒法，用西洋参、麦冬、生地黄、元参保其津液；治温热内炽，采凉解里热法，用天花粉生津液；治热在胃腑，用润下救津法，改芒硝为元明粉，合吴鞠通增液汤方以"存阴养液"等。总的来看，雷丰用药法则明确，选药得当。

（4）善用引药

引药在《伤寒论》中已有运用，后来金代医家张元素将其系统化，成为引经报使理论。引药一般有引药归经、佐助、反制、调和诸药等作用。

雷丰突出了引药在配伍中的作用，引药可通、可补、可温、可清、可消、可透、可升、可降、可敛、可和。如《时病论·卷之二》治风邪中经、左右不遂的顺气搜风法，加桑枝三钱为引，遂其左右之用。活血祛风法治风邪中络，口眼㖞斜，肌肤不仁，加橘络二钱以达其络，络舒血活，则风邪自解，㖞斜自愈。《时病论·卷之四》却暑调元法加粳米一撮为引，暑热伤气，故以甘草、粳米调元为使。《时病论·卷之三》温化湿邪法以生姜三片为引温中，通畅中焦，且能制约半夏之毒。《时病论·卷之七》温润辛金法加冰糖五钱为引，润肺止咳。《时病论·卷之四》祛暑解毒法加绿豆衣三钱，清暑解毒。《时病论·卷之三》楂曲平胃法治食泻、食疟，加肫腔二枚为引。此物即鸡之脾，能消水谷、治泻利。卷之四清暑开痰法则加荷叶梗七寸为引，取其透邪宣窍之用。《时病论·卷之五》清营捍疟法治暑疟恶寒壮热，口渴引饮，加西瓜翠衣一片为引，可引伏暑透肌肤之表。《时病论·卷之二》调中畅气法加鲜荷叶三钱为引，有助脾胃升阳之功。《时病论·卷之四》清宣金脏法加枇杷叶三钱去毛蜜炙为引，以降其肺，使其右降自然，气机如常。《时病论·卷之三》补中收脱法治泄痢不已，气虚下陷，谷道不合，肛门下脱，用榴皮为引，取其酸以收脱，涩以住痢。《时病论·卷之七》加味二陈法加生姜助半夏以消痰，加饴糖助甘草以和中。《时病论·卷之五》补气升阳法治气虚患疟，寒热汗多，倦怠食减，加生姜二片、红枣三枚为引，和其营卫。《时病论·卷之五》痧疫回春丹治一切痧疫神效，无论风、暑、阴、阳、红、乌、闷、绞等痧，皆可治之，于药引中变动即可。

选择引药十分讲究。如一般治疗斑疹颐喉，常用吴氏举斑汤、钱氏升葛汤、活人玄参升麻汤、东垣普济消毒饮等方，方内皆用升麻。而雷丰认为"升腾飞越太过之病，不当再用升提，说者谓其引经，亦愚甚矣"（《时病论·卷之一·临证治案》），故常选择荷叶、桔梗等较为稳妥之品，而升麻升散力速，不宜用于斑疹颐喉。

总的来看，雷丰擅长分时用药，在使用宣透祛邪之品的同时，兼顾保养阴津、扶助正气，并善于运用引药以达到更好的治疗效果。

雷丰

临证经验

　　雷丰谨记其父雷逸仙教诲："一岁中杂病少而时病多，若不于治时病之法研究于平日，则临证未免茫然无据。"（《时病论·自序》）雷丰一生研究时病，《时病论》一书收载其治疗时病经验 87 例，危证轻证并载，与其所论医理、治法、方药可互为参照。雷丰将《素问·阴阳应象大论》"冬伤于寒，春必病温；春伤于风，夏生飧泄；夏伤于暑，秋必痎疟；秋伤于湿，冬生咳嗽"八句经文为全部纲领，兼参先圣后贤之训；首先论病，论其常也；其次治案，治其变也。观案可通其变，知临证之圆机活法，运用之妙，存乎一心，则时病不难治。雷丰指出："知时者按春温、夏热、秋凉、冬寒之候，而别新邪、伏气之疴，更审其体实体虚，而施散补之法，则医道虽难，能难其所难，亦不见为难。"（《时病论·自序》）

一、分病论治

（一）时病辨治

　　临床上，雷丰擅长运用运气学说分析和治疗疾病。雷丰指出："夫春时病温，夏时病热，秋时病凉，冬时病寒，何者为正气，何者为不正气，既胜气复气，正化对化，从本从标，必按四时五运六气而分治之，名为时医。是为时医必识时令，因时令而治时病，治时病而用时方，且防其何时而变，决其何时而解，随时斟酌，此丰时病一书所由作也。"（《时病论·小序》）雷丰对外感病的辨治，始终以四时六气为中心，将时令与病证相互参照印证，根据患者发病季节和节气，考察运气情况，辨析风寒暑湿燥火六气病因，根据其病机立法、成方，最后考察患者的体质和临床表现加减用药，

"将不得乎时者，即不得为医，而欲求医者，必先观行运"。

1. 温病

"温病"之名首见于《黄帝内经》，《素问·生气通天论》有"冬伤于寒，春必温病"之语，这也成为了雷丰论述温病的理论依据。此外，《素问·六元正纪大论》还有"温病乃作""温病乃起""赤气彰而温病欲作"之论。《难经》和《伤寒论》都论述了温病，后世医家对此不断补充完善。到元末明初，医家王履将伤寒、温病进行了系统区分，后明代吴有性、清代叶天士、薛雪等人进一步发展了温病学说，形成了系统的温病学理论，发展了外感病的辨治方法。

雷丰对温病的因机、证候和治法进行了系统探讨。雷丰指出，温病包括以下内容："夫四时有温热，非瘟疫之可比。如春令之春温、风温，夏令之温病、热病，长夏之暑温，夏末秋初之湿温，冬令之冬温，以上诸温。"（《时病论·附论·温瘟不同论》）

（1）因机

《时病论》收载了四季温病，其中以春季温病较为多见，论述也最为详尽。《时病论·卷之一》开篇即言："经谓'冬伤于寒，春必病温'。"雷丰指出春季温病的病因病机主要是："夫冬伤于寒，甚者即病，则为伤寒；微者不即病，其气伏藏于肌肤，或伏藏于少阴，至春阳气开泄，忽因外邪乘之，触动伏气乃发，又不因外邪而触发者，偶亦有之。"寒邪伏藏的主要原因是感受邪气轻微，而伏藏部位则与体质关系密切。"其藏肌肤者，都是冬令劳苦动作汗出之人；其藏少阴者，都是冬不藏精肾脏内亏之辈。此即古人所谓最虚之处，便是容邪之处。"

雷丰指出："何刘松峰、陈平伯诸公，皆谓并无伏气，悖经之罪，其可道乎！"（《时病论·卷之一·冬伤于寒春必病温大意》）雷丰弟子程曦评述指出："推松峰与平伯，皆谓并无伏气，有由来也。一执《云笈七签》冬伤于寒之句，一执钱氏冬伤寒水之脏之文。殊不知两家只顾一面文章，全不顾春伤、夏伤、秋伤之训，作何等解。"程曦认为，错误的因机认识会导致错误的治法、用药，"毋怪后之医者，统称暴感，恣用发散，羌、防、麻、桂，逼汗劫津，误人性命"。

冬季寒邪侵袭人体，由表入里，感邪微而不即病，伏藏于肌肤和少阴等处，待来春阳气开泄之际，或感天时而动，或因新邪触发，或正虚自发，灼烁津液，多生变证。具体来看，雷丰指出："春时之伏气有五：曰春温也，风温也，温病也，温毒也，晚发也。盖春温者，由于冬受微寒，至春感寒而触发。风温者，亦由冬受微寒，至春感风而触发。温病者，亦由冬受微寒，寒酿为热，至来春阳气弛张之候，不因风寒触动，伏气自内而发。温毒者，由于冬受乖戾之气，至春夏之交，更感温热，伏毒自内而发。晚发者，又由冬受微寒，当时未发，发于清明之后，较诸温病晚发一节也"，"此五者，皆由冬伤于寒，伏而不发，发于来春而成诸温病者，当辨别而分治之"（《时病论·卷之一·冬伤于寒春必病温大意》）。

夏令之热病，乃"冬伤于寒，春必病温，至夏为热病。热病者，乃冬伤正令之微寒，未即病也"，"交立夏以来，久伏之气，随时令之热而触发"（《时病论·卷之四·热病》）。《时病论·卷之四》长夏之暑温，温者热之渐，热乃温之极也，暑温为感天地暑邪而得，较阳暑略为轻。夏末秋初之湿温，为"湿邪踞于气分，酝酿成温，尚未化热，不比寒湿之病，辛散可瘳，湿热之病，清利乃解耳"（《时病论·卷之六·湿温》）。冬令之冬温，为"冬应寒而反温，非其时而有其气，人感之而即病者"，"其劳力辛苦之人，动作汗出，温气乘袭，多在于表；其冬不藏精之人，肾经不足，温气乘袭，多在于里"（《时病论·卷之八·冬温》）。

（2）病证

雷丰指出："夫医之为道，先详四诊，论治当精，望色聆音，辨其脏腑之病，审证切脉，别其虚实而医，若此可谓毋欺也。至临证之时，细分部候，知其何为浮主表病，沉主里病，迟主寒病，数主热病，何为人迎脉大之外感，气口脉大之内伤，更须望其青、赤、黄、白、黑五色之所彰，闻其角、徵、宫、商、羽五音之所发，问其臊、焦、香、腥、腐五气之所喜，以明其肝、心、脾、肺、肾五脏之病因，而用其酸、苦、甘、辛、咸五味之药饵，能如是者，何欺之有？"（《时病论·附论·医毋自欺论》）

雷丰首先区分了温病与瘟疫。雷丰作"温瘟不同论"一篇，指出："温热本四时之常气，瘟疫乃天地之厉气，岂可同年而语哉！"瘟疫，"邪从口鼻而入，则其所客，内不在脏腑，外不在经络，舍于伏脊之内，去表不远，附近于胃，乃表里之分界，是为半表半里"，"初起先憎寒而后发热，日后但热而无憎寒。初得之二三日，其脉不浮不沉而数，头痛身疼，昼夜发热，日晡益甚者，宜达原饮治之"。瘟疫传染性、流行性和危重性都较强，其发之时，"沿门合境，尽患瘟疫"，故"瘟疫之证，与温病因时之证之药，相去径庭，决不能温、瘟混同而论也"。雷丰认为，吴有性与吴鞠通所论，"一为瘟疫，一为温热，时不同而病亦异。由是观之，温病之书，不能治瘟疫；瘟疫之书，不能治温病。故凡春温、风温、温病、暑温、湿温、冬温，字必从氵。瘟疫、大头、疙瘩、瓜瓢、虾蟆、鸬鹚、杨梅、葡萄等瘟，字又从疒"。雷丰作《时病论》，"是书专为时病而设。时病者，乃感四时六气为病之证也，非时疫之时也。故书中专论四时之病，一切瘟疫概不载入"（《时病论·凡例》）。

雷丰又区分了伤寒与温病。"伤寒书统治六气论"篇指出，从病因病机看，"足太阳在表，为寒水之经，凡六淫之邪为病者，皆必先伤于寒水之经，故曰伤寒"。从感邪途径看，"邪气袭人，皆由表而入于里，惟温疫之气，秽浊之气，乃论三焦可也。以其气从口鼻而入，先扰于上，次传中下，除此而外，则风、寒、暑、湿、燥、火，无不尽从表入"。从治法方药看，

《伤寒论》中"列桂枝汤以治风","白虎汤以治暑，五苓散以治湿，炙甘草汤以治燥，大小承气以治火，此显明六气统治之书"，并非专治寒邪。故"凡学治时病者，必须读仲景《伤寒论》，参读时贤之书"。

时病与发病时令密切相关，故雷丰在区分各种温病时颇为重视时令。他认为："大寒至惊蛰，乃厥阴风木司权，风邪触之发为风温"（《时病论·卷之一·晚发》），"其证头痛恶风，身热自汗，咳嗽口渴，舌苔微白"（《时病论·卷之一·风温》）；"初春尚有余寒，寒邪触之发为春温"，"其初起之证，头身皆痛，寒热无汗，咳嗽口渴，舌苔浮白"（《时病论·卷之一·春温》）；"春分至立夏，少阴君火司令，阳气正升之时，伏气自内而出，发为温病、温毒"，温病之证"口渴引饮，不恶寒而恶热"（《时病论·卷之一·温病》），温毒"其证心烦热渴，咳嗽喉痛，舌绛苔黄"（《时病论·卷之一·温毒》）；晚发"发于来年清明之后，夏至以前，较之温病晚发一节"（《时病论·卷之一·晚发》），"其证头痛发热，或恶风恶寒，或有汗无汗，或烦躁，或口渴"；"孟夏之热病"，较晚发更发于晚，比诸温更伏于深，"初病即发热汗出，口渴心烦，不恶寒而反恶热"（《时病论·卷之四·热病》）；"季夏，小暑、大暑之令，伤于暑也。其时天暑地热，人在其中，感之皆称暑病"，暑温之初病，"舌苔微白，或黄而润，身热有汗，或口渴，或咳嗽，此邪在上焦气分"（《时病论·卷之四·暑温》）；大暑至白露，正值湿土司权，吴鞠通"列湿温于夏末秋初，诚有高见"（《时病论·卷之六·秋伤于湿大意》），"其证始恶寒，后但热不寒，汗出胸痞，舌苔白，或黄，口渴不引饮"（《时病论·卷之六·湿温》）；立冬之后天气应寒而反温，人感之即病冬温，其证"头痛有汗，咳嗽口渴，不恶寒而恶热，或面浮，或咽痛，或胸疼"，此乃温邪窜入肺经，口渴甚者则温邪已入胃腑。

在辨证时，雷丰对温病脉象的考察颇为细致，其论述有借鉴价值。如春温"脉息举之有余，或弦或紧，寻之或滑或数"；风温"脉浮而数"；温病"脉形愈按愈盛","脉象洪大而数"者热在三焦,"脉沉实"者热在胃腑;温毒"其脉浮沉俱盛";晚发者脉来洪数;热病脉来洪大。暑温病初,"右脉胜于左部,或洪或数"。湿温"病之脉,脉无定体,或洪或缓,或伏或细"。冬温"阳脉浮滑有力者","阴脉不浮而滑,温邪已陷于里"。

同时,雷丰关注患者体质,认为患者体质对病势也有影响。如风温一证,"必须辨其孰为劳苦之辈,孰为冬不藏精之人,最为切要。试观病势由渐而加,其因于劳苦者可知;一病津液即伤,变证迭出,其因于冬不藏精者又可知。凡有一切温热,总宜刻刻顾其津液,在阴虚者,更兼滋补为要耳"。

（3）治法

雷丰指出:"春之伏气有五:曰春温也,风温也,温病也,温毒也,晚发也。"春温以辛温解表法为先,继以凉解里热法、清热解毒法、却热息风法、祛热宣窍法,"春温变幻,不一而足,务在临机应变可也"。风温治以辛凉解表法,余者"可仿春温变证之法治之"。温病,初起无汗者治以清凉透邪法,有汗者治以清热保津法,热在三焦治以清凉荡热法,热在胃腑治以润下救津法。温毒治以清热解毒法,毒斑欲发未发之际宜清凉透斑法,斑发则加犀角、元参,发疹用辛凉解表法,发颐用清热解毒法等。晚发则以清凉透邪法等。

夏季热病"初起之时,宜用清凉透邪法。热势不衰,继用清凉荡热法",这是常规治法。热病多有兼夹证,若兼夹有寒邪,"脉象举取浮紧",寒在外而热在里,先用辛温解表法,以透其外,外邪得透,再用清凉之剂,以荡其里热;若为风邪所加,风在外而热在里,当用辛凉解表法。若热病为药所误,"误用辛温之方,耗伤津液者",宜用清热保津法加西洋参、石膏治之。热病危证,舌苔化燥、谵语昏狂用清凉荡热法加紫雪丹,发斑加黄连、栀子,发疹加荷叶、牛蒡子。雷丰强调指出:"须知热病最易伤阴,

当刻刻保阴为要，辛温劫液之剂，勿浪用也。"（《时病论·卷之四·热病》）

暑温之证当慎药，勿使温盛成热，可用清凉涤暑法加杏仁、瓜蒌壳治之。倘汗少微寒，或头痛，宜透肌肤之冒，于本法内去扁豆、西瓜翠衣，加藿香、香薷治之。若兼湿，口不渴，加薏苡仁、半夏治之；若胃热，见舌苔黄燥、渴欲喜饮，用凉解里热法；若伤阴，舌苔光绛，宜用清热保津法加西洋参、北沙参、元参。细究其因，按证分治。

湿温宜用清宣温化法去连翘，加厚朴、豆卷。如有表邪，用宣疏表湿法，加葛根、羌活、神曲。如湿流下焦，本法内去半夏，加生薏苡仁、泽泻治之。胫冷腹满，是湿邪抑遏阳气，宜用宣阳透伏法去草果、蜀漆，加陈皮、大腹皮。如果寒热似疟，舌苔白滑，是邪遏膜原，宜用宣透膜原法治之。如或失治，变为神昏谵语，或笑或痉，是为邪逼心包，营分被扰，宜用祛热宣窍法，加羚羊角、钩藤、元参、生地黄治之。如撮空理线，苔黄起刺，或转黑色，大便不通，此湿热化燥，闭结胃腑，宜用润下救津法，以生大黄易熟大黄，更加枳壳。湿温之病，变证最多，需临证活法。

冬温宜用辛凉之法，"慎勿误用麻、桂、青龙，若误用之，必变证百出矣"（《时病论·卷之八·冬伤于寒大意》）。若偶有恶寒症状，此寒在外而温在里，宜用辛温解表法先去寒邪，继用凉解里热法清温气。伤寒冒寒初起无口渴，冬温恶寒有口渴，以此区别对待。

分析总结上述各种温病的治法可以看出，首先雷丰认为寒邪内伏化温，治疗须以透邪外出为主。雷丰指出："叶香岩云：温邪上受，首先犯肺。故佐蒌壳、牛蒡开其肺气，气分舒畅，则新邪伏气，均透达矣。"（《时病论·卷之一·拟用诸法》）如辛凉解表法用薄荷、蝉蜕、瓜蒌壳、牛蒡子等，清凉涤暑法用青蒿、连翘等，清宣化湿法用佩兰、荷叶等。甚至在辛温解表法中，也不用麻黄、桂枝，而仅用《肘后方》"葱豉汤"合宣肺之杏仁、桔梗以利气机而宣达透邪，表邪既解，伏气亦随之而解。清凉透邪法，用鲜芦根、石膏、连翘、竹叶、淡豆豉、绿豆衣，此法清凉且透，"伏邪得透，汗出微微，温热自然得解"。清凉透斑法，用石膏、生甘草、金银花、连翘、鲜芦根、大豆黄卷、新荷钱等，皆取轻清透药，透发阳明之热，"热势一透，则斑自得化矣"。

雷丰指出，"温邪得补，益不能解"（"风温误补致死"案），"温毒得辛温愈炽，得补养弥盛，是以毒势益张"（"有孕发斑"案）。扶正固然重要，但在温病中切不可滥用，尤其当邪在卫气，当着力祛邪，以药轻透之，亦需注意"急治其标，缓治其本"。如"春温甫解几乎误补"案中，刘某子春温用凉解里热法，之后汗出淋漓、身凉如水。雷丰云："非脱汗也，乃解汗也"，"有在外之寒，亦当透解，故不用附子以固其阳，而截其既解温邪之路，用沙、地以滋津液，而保其既伤肺肾之阴"，"若执固阳之法，必使既散之邪复聚"。

其次，治疗温病需时时顾护津液。雷丰指出："凡有一切温热，总宜刻刻顾其津液。"（《时病论·卷之一·风温》）存得一分津液，即有一分生机。雷丰拟定清热保津法治"温热有汗，风热化火，热病伤津"，温疟舌苔变黑，"因于里热熏蒸，恐其伤津损液"，故用连翘、天花粉清其上中之热，鲜石斛、鲜地黄保其中下之阴，麦冬退热除烦，人参叶生津降火。对热在胃腑，脉沉实有力，壮热口渴，舌苔黄燥者，雷丰用润下救津法，针对患者体质虚弱，用调胃承气汤合用增液汤，并改芒硝为元明粉，以存阴养液。治三焦温热之清凉荡热法，用连翘、西洋参、知母、细生地等以养阴保津。治温毒入于阳明之清热解毒法，用西洋参、麦冬、元参、细生地以保液。治温热内炽之凉解里热法，用天花粉生津。却热息风法，以麦冬、生地黄清其热以滋津液。

鉴于温病易于伤津夺液，所以传变颇速，雷丰反复提出诸证"变幻，不一而足，务在临机应变"，对各种变证尤加详审。如春温见"舌苔化燥，或黄或焦，是温热已抵于胃，即用凉解里热法；如舌绛齿燥，谵语神昏，是温热深踞阳明营分，即宜清热解毒法，以保其津液也；如有手足瘛疭，脉来弦数，是为热极生风，即宜却热息风法；如或昏愦不知人，不语如尸厥，此邪窜入心包，即宜祛热宣窍法，"务在临机应变可也"。

又如，温病"初起无汗者，只宜清凉透邪法；有汗者，清热保津法；如脉象洪大而数，壮热谵妄，此热在三焦也，宜以清凉荡热法；倘脉沉实，而有口渴谵语，舌苔干燥，此热在胃腑也，宜用润下救津法"，"凡温病切忌辛温发汗，汗之则狂言脉躁，不可治也"，"然大热无汗则死；得汗后而反热，脉躁盛者亦死；又有大热，脉反细小，手足逆冷者亦死；或见痉搐昏乱，脉来促结沉代者皆死"，诸般变证及危证，医者必须了解。

再如，冬温证"宜用辛凉解表法加连翘、象贝治之。口渴甚者，温邪入胃腑也，再加芦根、花粉治之。如或下利，阴脉不浮而滑，温邪已陷于里也，宜以清凉透邪法加葛根、黄芩治之。倘热势转剧，神气昏愦，谵语错乱，舌苔转黑者，不易治也，勉以祛热宣窍法治之，紫雪丹亦可用之。种种变证，不能尽述，须仿诸温门中之法可也"（《时病论·卷之八·冬温》）。

此外，温毒之证，除苦寒直折清热解毒之外，还应当佐以清透，不可过用寒凉，以免凉遏冰伏。温毒可成发斑、发疹、发颐、喉肿等证。斑属足阳明胃病，疹属手太阴肺病。斑色红为胃热者轻，紫为热甚者重，黑为热极者危，鲜红为邪透者吉，未发时宜用清凉透斑法治之，如斑出后神气昏蒙，加犀角、元参；发疹用辛凉解表法，加细生地、绿豆衣，甚者加青黛、连翘。温热之毒协少阳相火上攻，耳下硬肿而痛，此为发颐，内服清热解毒法，去西洋参、麦冬，加马勃、青黛、荷叶。温热之毒发越于上，盘结于喉，而成肿痹，急用玉钥匙以开其喉，继以清热解毒法，去西洋参、麦冬，加僵蚕、桔梗、牛蒡子、射干。如《时病论·卷之一》"喉痹急证"

案，乃"温毒之证，过服寒凉，则温毒被压，益不能化"，雷丰认为"理当先用温宣，解其寒凉药气，俟牙松肿减，而后以凉剂收功"。

案例 1

三湘刘某之子，忽患春温，热渴不解，计有二十朝来，始延丰诊，脉象洪大鼓指，舌苔灰燥而干，既以凉解里热法治之。次日黎明，复来邀诊，诣其处，见几上先有药方二纸，一补正回阳，一保元敛汗。刘曰：昨宵变证，故延二医酌治，未识那方中肯？即请示之。丰曰：先诊其脉再议。刘某伴至寝所，见病者复被而卧，神气尚清，汗出淋漓，身凉如水，六脉安静，呼吸调匀。丰曰：公弗惧，非脱汗也，乃解汗也。曰：何以知之？曰：脉静身凉，故知之也。倘今见汗防脱，投以温补，必阻其既解之邪，变证再加，遂难治矣。乔梓仍信丰言，遂请疏方。思邪方解之秋，最难用药，补散温凉，概不可施，姑以蒌皮畅其气分，俾其余邪达表；穞豆衣以皮行皮，使其尽透肌肤；盖汗为心之液，过多必损乎心，再以柏子、茯神养其心也；加沙参以保其津，细地以滋其液，米仁、甘草，调养中州；更以浮小麦养心敛汗。连服二剂，肢体回温，汗亦收住。调治半月，起居如昔矣。（《时病论·卷之一·春温甫解几乎误补》）

按语：春温当给邪以出路，以透达邪气为治。前医见汗医汗，以其为脱汗，欲施补正回阳、保元敛汗之剂，用附子等扶阳。雷丰诊后认为，患者脉静身凉，为邪从汗解，并无阳虚之证，只需注意保养其阴津即可，用沙参、生地黄保其既伤肺肾之阴，不需固阳补正。一旦误用温补之药，截断其温邪外出之路，则必使既散之邪复聚，而生变化。此案中，雷丰纠时医之偏，指出温病见汗不治汗，而需保阴津，以典型案例警示世人，确立正确治法。

案例 2

云岫孙某，平素清癯，吸烟弱质，患咳嗽热渴，计半月矣。前医皆以为阴虚肺损，所服之药，非地、味、阿胶，即沙参、款、麦，愈治愈剧，始来求治于丰。按其脉，搏大有力，重取滑数，舌绛苔黄，热渴咳嗽。此明是风温之邪，盘踞肺胃。前方尽是滋腻，益使气机闭塞，致邪不能达解，当畅其肺，清其胃，用辛凉解表法，加芦根、花粉治之。服二剂，胸次略宽，咳亦畅快，气分似获稍开；复诊其脉稍缓，但沉分依然，舌苔化燥而灰，身热如火，口渴不寐，此温邪之势未衰，津液被其所劫也。姑守旧法，减去薄荷，加入石膏、知母。服至第三剂，则肌肤微微汗润，体热退清，舌上津回，脉转缓急，继以调补，日渐而安。（《时病论·卷之一·风温入肺胃误作阴虚腻补增剧》）

按语： 患者因体弱而被前医诊为阴虚，用滋腻之品，闭塞气机，邪不能达。雷丰诊为风温之邪盘踞肺胃，用辛凉解表法祛邪外出，药用轻清宣透，佐以甘凉生津。复诊温邪仍在，津液已伤，则在方中加入石膏、知母，增强清热养阴的效力。此案说明，治疗温病驱邪当为第一要务，不可执泥于"存得一分津液，便有一分生机"之论。

案例3

城东章某，得春温时病，前医不识，遂谓伤寒，辄用荆、防、羌、独等药，一剂得汗，身热退清；次剂罔灵，复热如火，大渴饮冷，其势如狂。更医治之，谓为火证，竟以三黄解毒为君，不但热势不平，更变神昏瘛疭。急来商治于丰，诊其脉，弦滑有力，视其舌，黄燥无津。丰曰：此春温病也。初起本宜发汗，解其在表之寒，所以热从汗解，惜乎继服原方，过汗遂化为燥，又如苦寒遏其邪热，以致诸变丛生，当从邪入心包、肝风内动治之。急以祛热宣窍法，加羚羊、钩藤。服一剂，瘛疭稍定，神识亦清，惟津液未回，唇舌尚燥，守旧法，除去至宝、菖蒲，加入沙参、鲜地，连尝三剂，诸恙咸安。（《时病论·卷之一·春温过汗变症》）

按语： 此案初起用辛温解表，当时得效，但继服原方之后，过汗致变。

雷丰断为春温之证，从邪入心包主治，用祛热宣窍法，药用连翘、犀角、川贝母、石菖蒲等，加牛黄至宝丹，并入羚羊角、钩藤，以平息肝风。春温乃冬令伏气潜藏，至春复感寒邪而成，以辛温解表法固然可能开泄腠理，使邪随汗解，但此法只治其标，未治其本，且以温治温，易生变证，医者不得不慎。若春温之证无表邪，可直清里热，用凉解里热法等；若有表邪，宜表里双解。

案例 4

海昌张某，于暮春之初，突然壮热而渴，曾延医治，胥未中机。邀丰诊之，脉驶而躁，舌黑而焦，述服柴葛解肌及银翘散，毫无应验。推其脉证，温病显然，刻今热势炎炎，津液被劫，神识模糊，似有逆传之局，急用石膏、知母，以祛其热；麦冬、鲜斛，以保其津；连翘、竹叶，以清其心；甘草、粳米，以调其中。服之虽有微汗，然其体热未衰，神识略清，舌苔稍润，无如又加呃逆，脉转来盛去衰，斯温邪未清，胃气又虚竭矣。照前方增入东洋参、刀豆壳，服下似不龃龉，遍体微微有汗，热势渐轻，呃逆亦疏，脉形稍缓。继以原法，服一煎诸恙遂退，后用金匮麦门冬汤为主，调理匝月而安。(《时病论·卷之一·胃虚温病》)

案例 5

山阴沈某，发热经旬，口渴喜冷，脉束洪人之象，舌苔黄燥而焦。丰曰：此温病也。由伏气自内而出，宜用清凉透邪法，去淡豉、竹叶、绿豆衣，加杏仁、蒌壳、花粉、甘草治之。服一剂，未中肯綮，更加谵语神昏，脉转实大有力，此温邪炽盛，胃有燥屎昭然，改用润下救津法，加杏霜、枳壳治之。午前服下，至薄暮腹内微疼，先得矢气数下，交子夜始得更衣，有坚燥黑屎十数枚，继下溏粪，色如败酱，臭不可近，少顷遂熟寐矣。鼾声如昔，肤热渐平，至次日辰牌方醒，醒来腹内觉饥，啜薄粥一碗。复脉转为小软，舌苔已化，津液亦生。丰曰：病痊愈矣，当进清养胃阴之药。

服数剂，精神日复耳。(《时病论·卷之一·胃实温病》)

按语： 上述二例病案有相似之处，患者都见发热、口渴、神昏之证，然而根据其兼证和脉象，可判断二者不同：前者有呃逆之证，脉转洪形，当为胃气之虚；后者有谵语，脉转实大，当为胃气之实。雷丰认为："而临证即有对病之成方，亦当谅体之虚实，病之新久而损益之。"(《时病论·附论·成方须损益论》) 故前者以石膏、知母、连翘、竹叶清热，麦冬、石斛保津，甘草、粳米调中，后加人参、刀豆壳调理。后者用润下救津法治之，以调胃承气汤合增液汤取效。程曦点评这两个案例，指出："论其常证，相去不远，见其变证，虚实攸分，临证之秋，苟不审其孰虚孰实，焉能迎刃而解耶！"

案例 6

若耶赵某，颇知医理，偶觉头痛发热，时或恶风，自以为感冒风邪，用辛温散剂，热势增重。来迓于丰，脉象洪滑而数，舌根苔黄，时欲烦躁，口不甚渴。丰曰：此晚发证也。不当辛散，宜乎清解之方。病者莞然而笑，即谓：晚发在乎秋令，春时有此病乎？见其几上有医书数种，内有叶香岩《医效秘传》，随手翻出使阅，阅之面增愧色，遂请赐方，以辛凉解表法，加芦根、豆卷治之。连服三煎，一如雪污拔刺，诸恙咸瘳。(《时病论·卷之一·伏气晚发》)

按语： 雷丰认为，晚发"由冬令受寒，当时未发，发于来年清明之后，夏至以前"，治疗时"当先辨其因寒因风而触发者，始可定辛温辛凉之法治之"，如无风寒所触宜清凉透邪法，加蝉蜕、栀子、枳壳。此例中，雷丰以辛凉解表法，辛散外感，凉透伏气，对于新感引发的伏气温病有效。而患者未用辛凉，反用辛温，病情加重，可见温病用辛温之法必须谨慎。

案例 7

芹岭王某，来郡应试，忽沾热病。其师知医，以为风食，而用羌、防、楂、曲等药，则热渴更甚，谵语发狂。邀丰医治，脉形洪数有力，舌苔黑燥而厚，此属热邪化燥，津液被劫，非咸苦下法，不能攻其热而保其阴，倘畏而不用，则津液告匮为难治。即以润下救津法加紫雪五分，随即拣来煎服。服后约半日许，遂欲更衣，乃得燥屎数团，狂势似缓。继进次煎，又得燥屎无数，神气觉疲，令房中寂静，待其安睡，计五六时始醒，醒来神识已清，身凉微汗，舌黑而润，六脉不躁。丰曰："邪已解也。"用西洋参、麦冬、生地、玉竹、麻仁、蒌壳、米仁、炙草等药，令服三剂而安。（《时病论·卷之四·热病化燥伤津》）

按语： 雷丰认为，热病为冬伤正令之微寒，久伏之后，随立夏时令之热而发，比诸温更伏于深。初起之时，宜用清凉透邪法。热势不衰，继用清凉荡热法。若无浮紧之脉，又无恶寒之证，误用辛温之方，易耗伤津液。此案中，患者之师以辛温治热病，火上浇油，故雷丰只得以润下救津法救治其药误，泻其实热，存其津液，"须知热病最易伤阴，当刻刻保阴为要，辛温劫液之剂，勿浪用也"（《时病论·卷之四·热病》）。

案例8

丰于冬至赴龙扫墓，经过安仁街，适有杨某患冬温未愈，有相识者，谓丰知医，杨即恳诊。查其所服之方，非辛温散邪，即苦寒降火，皆未得法。其脉细小滑数，咳嗽痰红，发热颧赤，此温热伤阴之证也。当用甘凉养阴、辛凉透热，虚象已著，急急堤防，若再蔓延，必不可挽。即用清金宁络法去枇杷叶、麦冬，细地改为大地，再加丹皮、地骨、川贝、蝉衣治之。服至五帖，热退红止矣。丰返，复过其处，见病者面有喜色，谓先生真神药也，病势减半，惟剩咳嗽数声，日晡颧赤而已。诊之脉亦稍和，此欲愈之象也。姑照原方去旱莲、蝉蜕，加龟板、鳖甲，令其多服，可以免虚。岁暮以茶食来谢，始知其恙全可。（《时病论·卷之八·冬温伤阴将欲成损》）

按语：雷丰指出："冬温虽发于冬时，然用药之法，与伤寒迥别。盖温则气泄，寒则气敛，二气本属相反，误用辛温，变证迭出矣。"（《时病论·卷之八·冬温》）强调冬温不宜用辛温之法进行治疗，而应该选用辛凉解表法。如温邪窜入肺经加连翘、浙贝母，温邪入胃腑再加芦根、天花粉，温邪陷里则宜以清凉透邪法加葛根、黄芩。此案则初以辛温散邪，以温治温，又用苦寒降火，遏阻邪出，导致变证迭出。雷丰诊断温热之邪已伤阴津，故以清金宁络法加减，药用玉竹、沙参、元参、生地、墨旱莲、桑叶、牡丹皮、地骨皮、川贝母、蝉蜕，润肺清火，宁血降气为治。

纵观上述诸案，可见雷丰虽然认为春温初起当以辛温解表法为先，但实际在临床运用时极少直接采用辛温解表法，而是用防风、桔梗等祛表邪，或以葱白、淡豆豉等代替麻黄，并辅以辛凉、透邪、养阴等药物。一旦误用辛温治法，及时采用辛凉解表、清热解毒、润下救津等法予以调治。以温治温之法，在临床必当慎用，辛凉解表、表里双解一类治法似更为妥帖。

2. 伤风

雷丰指出，"春令所伤之新邪，感之即病，与不即病之伏气，相去天渊，当细辨之"（《时病论·卷之二·春伤于风大意》）。春季新感病共有伤风、冒风、中风、风寒、风热、风湿、寒疫七种，寒疫乃感受寒邪，故归入伤寒一节讨论。

（1）因机

雷丰从运气角度进行探讨，指出："《内经》云：春伤于风。谓当春厥阴行令，风木司权之候，伤乎风也。"（《时病论·卷之二·春伤于风大意》）"《经》曰：伤于风者，头先受之，故有头痛之证；风并于卫，营弱卫强，故有发热汗出之证；汗出则腠疏，故有恶风之证。"（《时病论·卷之二·伤风》）余者夹有它邪，形成风寒、风热、风湿之证："且风为六气之领袖，能统诸气，如当春尚有余寒，则风中遂夹寒气，有感之者是为风寒；其或天气暴热，则风中遂夹热气，有感之者是为风热；其或春雨连绵，地中潮湿上泛，则风中遂夹湿气，有感之者是为风湿。"(《时病论·卷之二·春伤于风大意》)

（2）病证

春伤于风可依病情轻重分为三种："夫风邪之为病，有轻重之分焉，轻则曰冒，重则曰伤，又重则曰中。如寒热有汗，是风伤卫分，名曰伤风病也；鼻塞咳嗽，是风冒于表，名曰冒风病也；突然昏倒，不省人事，是风中于里，名曰中风病也，当分轻重浅深而治之。"(《时病论·卷之二·春伤于风大意》)冒风为"风邪复冒皮毛，皮毛为肺之合，故见恶风、微热、鼻塞、声重、头痛、咳嗽，脉来濡滑而不浮缓，此皆春时冒风之证据，与风伤卫之有别也"(《时病论·卷之二·冒风》)。伤风为"夫风邪初客于卫，头痛发热，汗出恶风，脉象浮缓者"(《时病论·卷之二·伤风》)，中风有"风之中于人也，忽然昏倒，不省人事，或㖞斜舌强，痰响喉间等证"(《时病论·卷之二·中风》)。

风寒"缘于初春尚有余寒，所至之风，风中夹寒，人感之者，即寒热头痛，汗出不多，或咳嗽，或体痠，脉来浮大，或兼弦紧"。风热病为春应温而过热，即《金匮》所谓至而太过，《礼记》所谓春行夏令，其初起寒微热甚，头痛而昏，或汗多，或咳嗽，或目赤，或涕黄，舌起黄苔，脉来浮数；若转为口渴喜饮，苔色黄焦，此风热之邪，已化为火。风湿之病，得于春夏之交，其证头痛，发热，微汗，恶风，骨节烦疼，体重微肿，小便欠利，脉来浮缓。

（3）治法

冒风者，风邪冒于皮毛，而未传经入里，宜微辛轻解法。伤风以解肌散表法治之。中风之病，如矢石之中人，骤然而至也，"当其昏倒之时，急以通关散取嚏，有则可治，无则多死；口噤者，用开关散擦牙软之；痰涎壅盛，用诸吐法涌之；此乃急则治标之法"，"如左右不遂，筋骨不用，邪在经也，当用顺气搜风法治之；口眼㖞斜，肌肤不仁，邪在络也，当用活血祛风法治之；昏不识人，便溺阻隔，邪在腑也，当用宣窍导痰法，益以百顺丸治之；神昏不语，唇缓涎流，邪在脏也，亦宜此法，佐以牛黄清心丸治之"（《时病论·卷之二·中风》）。中风证病势危急，"如口开则心绝，目合则肝绝，手撒则脾绝，鼾睡则肺绝，遗溺则肾绝；又有摇头上窜，汗出如油，脉大无伦，或小如纤，皆不可治"。

风寒宜辛温解表法，"此病较当春之寒疫稍轻，较冬令之伤寒则更轻矣。治之得法，不难一二剂而瘳，但当审其兼证为要。如兼痰者，益以苓、夏；兼食者，加入神、楂，随证减增"（《时病论·卷之二·风寒》）。风热初起用辛凉解表法为先，若风热化火改为清热保津法，倘或舌燥昏狂、发斑发疹则用热病门中之法。风湿证宜用两解太阳法疏其膀胱之经，复利其膀胱之腑，风胜者多用羌活、防风，湿胜者多加茯苓、泽泻，阴虚之体脉中兼数加黄柏、车前，阳虚之体脉内兼迟入巴戟天、附片，"医者总宜分其风胜湿胜，辨其阴虚阳虚，庶无贻误"（《时病论·卷之二·风湿》）。

案例1

城西孙某，感冒风邪，丰用微辛轻解法加杏仁、象贝治之。服二剂，复来赶请，谓方药无灵，病忽益剧，息贲胸闷，鼻衄如泉。即往诊之，寸脉皆大，沉按滑数而来。丰曰：此风痰壅闭于肺，化火劫络之证也。方中并无补剂，何得加闭？又无热药，何得动衄？询其日昨所食之物，乃火酒下鸡，夫鸡乃关风之物，酒为助火之物，宜乎增剧，无怪方药。遂用金沸草汤去细辛、荆芥，加葶苈、杏仁降肺气以开其闭，黄芩、栀炭清血热而止其衄，连服三煎，即中病机。若以楂肉、鸡金消其积，葛花、枳椇解其醒，便是刻舟求剑矣。（《时病论·卷之二·冒风轻证不慎口食转重》）

按语：此案患者本为冒风轻证，以微辛轻解法即可，但服药过后病势反重，雷丰问其饮食，方知患者误食发物，煽风助火，不可再用辛温之品，药用旋覆花、制半夏、茯苓、前胡、甘草、葶苈子、杏仁、黄芩、栀子炭。雷丰以此案警示感染时病者，当明辨病因，注意忌口，以免助推病势。

案例 2

海昌濮某之媳，孤帏有数载矣，性情多郁，郁则气滞，偶沾风湿，遂不易解。始则寒热体疼，继则遍身浮肿，述服数方，佥未中肯。丰知其体素亏，剥削之方，似难浪进，姑以两解太阳法去米仁、泽泻二味，白茯用皮，再加陈皮、厚朴、香附、郁金治之。服二剂稍有汗出，寒热已无，浮肿略消，下体仍甚。思前贤有上肿治风，下肿治湿之说，姑照旧法除去羌活，更佐车、椒、巴戟，连尝五剂，始获稍宽，后用调中化湿之方，医治旬余，得全瘥矣。（《时病论·卷之二·风湿两感》）

按语：此案患者情志抑郁，素体虚弱，故外感风湿之邪不可速除，用两解太阳法，药用桂枝、羌活、防风解风邪，茯苓皮祛湿，桔梗宣肺通气，再加行气解郁药治其病本。

案例 3

须江毛某，贩柴来城，忽然患病，曾延医治乏效，来迂于丰。见其所服之方，皆作风温论治，诊其脉，弦而缓，考其证，寒热身疼，舌苔虽黄，黄而滋腻，口虽作燥，不甚引饮。丰曰：此属风湿时邪，实非风温伏气，就目前厥阴主气而论，风温之病似矣。不审今春淫雨缠绵，地中之湿上泛，随时令之风而袭人，遂成诸证。况无咳嗽口渴，又无滑数之脉，显然非风温也，宜从风湿立法。以平胃、神术、葱豉三方合为一剂，连进数服而安。（《时病论·卷之二·风湿误为风温》）

按语：此案不仅考虑五运六气之常，更结合当时实际的天气情况，考虑五运六气之变。雷丰指出："近世之医，皆谓五运六气，与岁多有不应，置之弗习，是未达夫天地之常变也。常者如君相司令则当热，寒水主政则当寒，变者当热反寒，当寒反热之类是也。""在学者，先宜熟此有定之常，然后审其无定之变可也。"（《时病论·附论·五运六气论》）运气之说不可胶执，还需与症状（不引饮）、脉象（弦缓）、舌象（苔腻）结合起来，才能对疾病性质做出全面判断。湿邪淫于内，故用平胃散；风邪袭于外，故以神术散、葱豉汤。

3. 泄泻

雷丰论《时病论》泄泻病因病机时，重视"风木乘土"之发病因素，根据不同病因病机，将泄泻分为飧泄、洞泄、寒泻、火泻、暑泻、湿泻、痰泻、食泻、饮泻等九个类型。

（1）因机

泄泻的主要病因病机为"风木之气，内通乎肝，肝木乘脾，脾气下陷，日久而成泄泻"（《时病论·卷之三·春伤于风夏生飧泄大意》）。《素问·阴阳应象大论》云："春伤于风，夏生飧泄。"《素问·生气通天论》云："春伤于风，邪气留连，乃为洞泄。"飧泄、洞泄，皆由伏气使然，而寒泻、火泻、暑泻、湿泻、痰泻、食泻、饮泻，不因伏气。

首先泄泻因外感邪气为害。"飧泄洞泄，皆因伏气致病，其寒泻因寒，火泻因火，暑泻因暑，湿泻因湿"（《时病论·卷之三·食泻》），外感邪气均可能触发泄泻，其中以湿邪较为常见，"《内经》云：湿胜则濡泄。《难经》曰：湿多成五泄。可见泄泻之病，属湿为多"（《时病论·卷之三·湿泻》）。如飧泄病，因"岁木太过，民病飧泄。据此而论，因木胜致病"，"胃中寒则腹胀，肠中寒则飧泄。据此而论，因寒气致病"。洞泄由"风木之邪，留连既久，木气克土，则仓廪不藏而为洞泄"。火泻"热胜则泻，而小水不利者，以火乘阴分，水道闭塞而然"。暑泻发于"长夏暑湿之令，有人患泄泻者，每多暑泻也。夫暑热之气，不离乎湿，盖因天之暑热下逼，地之湿热上腾，人在气交之中，其气即从口鼻而入，直扰中州，脾胃失消运之权，清浊不分，上升精华之气，反下降而为便泻矣"。

其次从脏腑看，泄泻主要以脾胃为核心，也和肾脏虚衰有关。人体中气虚弱，易患此病，患病之后，会进一步损伤脾胃，如飧泄"脾病者，虚则腹满，肠鸣飧泄食不化。据此而论，因脾虚致病"，"飧泄之病，属虚者多，属实者少"，"下焦虚寒，寒则不能消谷而成是病"。洞泄伏气内留而成脾虚，脾虚又致水湿不化，湿阻中焦；"肾脉小甚为洞泄。盖肾为胃关，因肾虚失闭藏之职，伏邪乘虚而深陷也"。寒泻由"感受乎寒，寒气内袭于脾，脾胃受寒则阳虚，虚则不司运用，清阳之气，不主上升，反下陷而为便泻"。湿泻为"湿侵于脾，脾失健运，不能渗化，致阑门不克泌清别浊，水谷并入大肠而成泄泻矣"。

痰邪、食积亦可引发泄泻。痰从湿生，痰泻、食泻，因痰食而发，亦有湿邪为害。而飧、洞、寒、火、暑、湿等泻，偶亦有痰食相兼。痰泻因痰而致，脾为生痰之源，肺为贮痰之器，"夫痰乃湿气而生，湿由脾弱而起。盖脾为太阴湿土，得温则健，一被寒湿所侵，遂困顿矣。脾既困顿，焉能掌运用之权衡，则水谷之精微，悉变为痰"；痰生之后，"上袭于肺，肺与大肠相为表里，其大肠固者，肺经自病，而为痰嗽；其不固者，则肺病移于大肠，而成痰泻矣"。食泻即胃泻，"缘于脾为湿困，不能健运，阳明胃府，失其消化，是以食积太仓，遂成便泻"。

（2）病证

雷丰在"春伤于风夏生飧泻大意"一篇中，对各种泄泻的症状进行了区别："盖飧泄则完谷不化；洞泄则直倾于下；寒泻则脉迟溺白，腹中绵痛；火泻则脉数溺赤，痛一阵，泻一阵；又有烦渴面垢为暑泻；胸痞不渴为湿泻；或时泻，或时不泻为痰泻；嗳气作酸，泻下腐臭为食泻。"

飧泄为清气"当春升发之令而不得发，交夏而成"，其脉两关不调，或弦而缓，肠鸣腹痛，完谷不消，如尺脉沉迟、按之无力，乃属下焦虚寒，若脉细小而迟、手足寒者不易治，倘日久谷道不合，或肛门下脱，乃元气下陷。洞泄脾虚湿盛，其脉象软缓乏力，或关脉兼弦，身重神疲，肢体懈怠，下利清谷，小便短赤。寒泻所下澄沏清冷，俨如鸭粪，腹中绵痛，小便清白，脉来缓怠近迟。火泻即热泻，暴注下迫，其证泻出如射，粪出谷道，犹如汤热，肛门焦痛难禁，腹内鸣响而痛，痛一阵，泻一阵，泻复涩滞也，非食泻泻后觉宽之可比，脉必数至，舌必苔黄，溺必赤涩，口必作渴。暑泻病泻出稠黏，小便热赤，脉来濡数，其或沉滑，面垢有汗，口渴喜凉，通体之热，热似火炎。湿泻脉象缓涩而来，泻水而不腹痛，胸前痞闷，口不作渴，小便黄赤，亦或有腹中微痛，大便稀溏之证。痰泻脉弦滑，胸腹迷闷，头晕恶心，神色不瘁，时泻时不泻。食泻脉气口紧盛，或右关沉滑，其证咽酸嗳臭，胸脘痞闷，恶闻食气，腹痛甚而不泻，得泻则腹痛遂松。水渍于胃，则患者渴能饮水，水下复泻，泻而大渴，名为溢饮滑泻，即《医宗金鉴》之饮泻。

（3）治法

诸泄泻一般治疗原则是："脾虚以补中为先，肾虚以固下为亟，风胜佐之疏透，湿胜佐之渗利。"（《时病论·卷之三·洞泄》）常用治法为培中泻木法、补火生土法、暖培卑监法等。

飧泄多为虚证，故以补法为主。对飧泄的各种变证，雷丰选用不同之法：其脾虚风盛者，宜以培中泻木法治之，法中白术、白芍、陈皮、防风四味为君，泻木益土，佐茯苓、甘草培中，姜炭暖土，吴茱萸疏木止痛，荷叶升清；若下焦无火，不能熏蒸腐化，致泻完谷者，则宜以补火生土法治之，用肉桂、淡附片辛甘大热，补命门之火以生脾土，菟丝子、破故纸温补其下，吴茱萸、益智仁暖其中下，佐芡实、莲子补脾固肾；手足不温者，勉以暖培卑监法治之，用党参、茯苓、白术、甘草合炮姜炭暖培脾土，佐以苍术、益智、葛根、粳米；元气下陷者，当急用补中收脱法，以甘温之人参、黄芪、白术、甘草补中举陷，酸涩之罂粟壳、白芍、诃黎勒止痢敛肛，用石榴皮为引酸收涩痢。随证治之，法度森严。前人多认为，"湿多成五泻，又谓治湿不利小便，非其治也"。但雷丰反对妄用通利治法，其云："盖飧泄下利清谷，乃属脾土虚寒，不能运化而下陷，倘执通利趋下之方，岂非落井而又下石哉！"雷丰认为医家治疗飧泄病不可以全然从湿出发，而需考虑伏风为害："是病专论春伤于风之伏气，所以论风而未及湿，如有湿邪相混，即有湿之见证，辨之明确，始可佐之通利。"

洞泄脾虚宜培中泻木法加苍术、泽泻治之，肾虚则用补火生土法加煨葛根、荷叶。程曦指出："飧泄因脾虚为多，所以完谷不化；洞泄因湿胜为多，所以体重溺红。属脾虚者，不宜偏利；属湿胜者，不宜偏补。斯二者，皆当审其虚实而分治之。"(《时病论·卷之三·洞泄》)

火泻宜用通利州都法去苍术，加黄芩、黄连治之。此法以茯苓为君，泽泻为臣，通利膀胱。但当辨明泄泻的病因，考虑患者体质，量其虚实而治。雷丰指出："大概暴注新病者可利，实热闭涩者可利，形气强壮者可利，小腹胀满者可利，今泄泻属火而不寒，属实而不虚，故可用通利之法。如久病阴亏者，气虚属寒者，皆不可利，医者不可以不知也。"(《时病论·卷之三·火泻》)

余者如寒泻，宜暖培卑监法去党参、益智仁，加木香、山楂炭治之，若有湿证，宜佐化湿之药，随证加减。暑泻宜以清凉涤暑法，药用滑石、生甘草、青蒿、白扁豆、连翘、白茯苓、通草、西瓜翠衣；如夹湿者，口不甚渴，当佐木通、泽泻。湿泻当渗利膀胱，宜用通利州都法，"如农人治涝，导其下流"，则泻自得止。痰泻宜以化痰顺气法治之，用茯苓、制半夏、陈皮、甘草、木香、厚朴，使其气顺痰消，痰消则泻自止。食泻、饮泻应该区分开，食泻用楂曲平胃法，饮泻用增损胃苓法去厚朴、苍术加白术、甘草。

雷丰善于对经典方进行化裁，借鉴了前辈医家张仲景、刘完素、朱丹溪、刘草窗、舒驰远等的经验。如暖培卑监法以四君子汤合理中丸为基本方，化痰顺气法以《和剂局方》二陈汤为基础，楂曲平胃法和增损胃苓法出自《和剂局方》平胃散，由刘完素益元散扩充成清凉涤暑法，培中泻木法取自刘草窗痛泻要方，补火生土法化裁于《证治准绳》四神丸，将加减五苓散化裁为通利州都法。

案例 1

羊城雷某，患泻无度，肌肉忽脱，脉象两关并弦。丰曰：未泻之先，腹必鸣痛，痛必便泻，泻必完谷。曰：然也。不知病在何经？曰：此肝风传脾，脾受其制，不能变化，《内经》名为飧泄，后贤称为胃风。见丰论证确切，即请撰方，乃用刘草窗痛泻要方，加吴萸、益智、煨葛、木香、荷叶为引。服一剂，未臻大效，再加参、芪、姜、附，方服一剂，遂得小效，继服乎全瘥矣。(《时病论·卷之三·飧泄之病热补得瘥》)

按语： 飧泄因木胜脾虚而生，故用培中泻木法治疗，以刘草窗痛泻要方加减。《医方考》指出，泻责之脾，痛责之肝，脾虚肝实，故令痛泻。方用白术、白芍、陈皮、防风四味，以泻木益土，《医方集解·和解之剂》解析此方，认为白术苦燥湿，甘补脾，温和中；芍药寒泻肝火，酸敛逆气，缓中止痛；防风辛能散肝，香能舒脾，风能胜湿，为理脾引经要药；陈皮辛能利气，炒香尤能燥湿醒脾，使气行则痛止。数者皆以泻木而益土也。佐吴茱萸疏木止痛，益智仁益脾培元，葛根升阳止泻，木香实肠止泻，荷叶升清助脾。再加人参、黄芪、干姜、附子，培补中下焦元气。

案例 2

携李张某，年逾五旬，素来痰体，一日赴宴而归，腹痛而泻。邀丰诊之，右关独见弦紧，嗳气频作。乃曰：此属谷饪之邪，团结于中，脾气当升，不升而泻作，胃气宜降，失降而嗳频，当遵薛立斋治刘进士用六君加木香之法，更佐山楂、枳椇子。服二剂，腹痛已止，但泻未住。复诊，更加苍术、厚朴，再服二剂，方得全瘥。(《时病论·卷之二·伤食作泻》)

按语：治疗泄泻需要考虑体质因素，若素体虚弱当补其本。如卷之三"洞泄之疴虚实兼治得效"一案，而此案患者素来痰体，人参、茯苓、白术、甘草、陈皮、半夏加木香，主肝木侮脾土、饮食停滞，善去痰积，佐山楂消食化浊，枳椇子健胃补中。

4. 痢疾

雷丰指出："《灵枢》又云：春伤于风，夏生后泄肠澼。肠澼者，古之痢名也。痢有风、寒、热、湿、噤口、水谷、休息、五色之分，均宜辨治。"(《时病论·卷之三·春伤于风夏生飧泻大意》)其中，风痢在夏季，其余各种痢疾多发于夏秋之交。

（1）因机

风痢，由春令伤于风邪，风木内干，损其胃气，则上升清阳之气，反内陷而为飧泄，久则传太阴而为肠澼。

寒痢，发于夏秋之交，受寒较受暑为多。"景岳云：炎热者，天之常令，当热不热，必反为灾。因热贪凉，人之常事，过食生冷，所以致痢，每见人之慎疾者，虽经盛暑，不犯寒凉，终无泻痢之患。可见寒痢之证，实因炎热贪凉，过食生冷，冷则凝滞，中州之阳，不能运化，清气不升，脾气下陷。"(《时病论·卷之三·寒痢》)

热痢，起于夏秋之交，热郁湿蒸，人感其气，内干脾胃，脾不健运，胃不消导，热挟湿食，酝酿中州，而成滞下。

湿痢，有寒湿、热湿两种病因，与寒痢、热痢相似，为寒湿、热湿之邪兼夹，阻滞中州而为痢。

噤口痢，缘于脾家湿热，壅塞胃口而然；又有误服利药，犯其胃气者；止涩太早，留邪于中者；脾胃虚寒，湿邪干犯者；气机闭塞，热邪阻隔者；

秽积在下，恶气熏蒸者；肝木所胜，乘其脾胃者；又有宿食不消者，水饮停蓄者，皆能使人噤口。

水谷痢，因脾胃虚寒，虚则不能健运，寒则不能消化而成。

休息痢，多因止涩太早，积热未尽，或不能节饮食，戒嗜好，所以时作时止，亦有过服寒凉而致者，肝脾内伤而致者，元气下陷而致者，肾虚不固而致者，皆当审其因而分治之。

五色痢，可分为虚实两类。实者因于止涩太早，或因滞热下之未尽，蕴于肠胃，伤脏气也。用一切补养之药不应，则可知初病非涩之太早，即下之未尽。虚者由"脏腑之气化并伤，归于肾病"，是以五色兼见。

（2）病证

雷丰在辨证痢疾时以脏腑为核心，主要责于脾胃、肝、肾等脏，兼顾六淫邪气，并考虑病程新久。雷丰指出："合而论之，斯疾有虚有实，分别治之，庶乎稳妥。如初起者为实，日久者为虚，里急后重者为实，频频虚坐者为虚，脉实有力者为实，脉虚无力者为虚。"（《时病论·卷之三·五色痢》）

雷丰认为，从主症看，各种痢疾的特征如下："风痢者，似肠风下血而有痛坠；寒痢者，下稀水而清腥，腹中痛甚；热痢者，如鱼脑而稠黏，窘迫而痛；湿痢者，色如豆汁，胸闷腹疼；又有下痢不食，或呕不能食，名噤口痢；糟粕脓血杂下者，名水谷痢；时发时止者，名休息痢；五色脓血相混而下，名五色痢。痢证多端，治宜分别。"（《时病论·卷之三·春伤于风夏生飧泻大意》）

夫风痢之证，先作泄而后作痢，脉象每见沉小而弦，腹微痛而有后重，似肠风而下清血。此由春令之伏气，至夏而发，是属木胜土亏之候。

寒痢，腹痛后重，痢下白色，稀而清腥，脉迟苔白。

热痢为病，脉滑数而有力，里急后重，烦渴引饮，喜冷畏热，小便热赤，痢下赤色，或如鱼脑，稠黏而秽。

暑气成痢，其人自汗发热，面垢呕逆，渴欲引饮，腹内攻痛，小便不通，痢血频迸。

湿痢，分为寒热两种。寒湿痢腹绵痛而后坠，胸痞闷而不渴，不思谷食，小便清白或微黄，痢下色白或如豆汁，脉缓近迟；热湿痢里急后重，忽思饮，饮亦不多，忽思食，食亦乏味，小便热涩，痢下赤色，或淡红焦黄，脉来濡数。

噤口痢，下痢不食或呕不能食。如右部浮濡沉细，或缓怠无力，胃虚；洪大急滑，火热；浑浑浮大或浮弦，浊气上壅；沉而滑，或右涩滞，宿食停积；迟细者，胃寒；弦急者，木胜。

水谷痢，糟粕脓血杂下，腹中微痛，登圊频频，饮食少餐，四肢困倦，脉来细缓无力，或关部兼弦。

休息痢，下痢屡发屡止，久而不愈，面色痿黄，脉形濡滑。

五色痢，可分为虚实。实病者五色脓血相杂而下也，若有脏腑尸臭之气则凶。虚病者，"仲景以五液注下，脐筑痛，命将难全也"。

雷丰指出，久痢多有危证，"不犯死证者生也，犯者死也"（《时病论·卷之三·临证治案》）。其云："下纯血者，如尘腐色者，如屋漏水者，厥逆冷汗者，呃逆不止者，身热不除者，噤口不食，药不能开者，骤然能食为除中者，皆死证也。又有如赤豆汁者，唇若涂朱者，大孔如竹筒注者，皆不可治也。"还有一类"用药得法，间有生者，不可弃而不治"者，"如鱼脑者，如猪肝色者，身热脉大者，皆半生半死也"。如《时病论·卷之三》"痢下纯血死证"案中，患者郑某真阴亏虚，下利纯血则死。

（3）治法

治法主要需考虑阴阳虚实寒热、病程长短，以调理中焦脾胃为主，兼顾下焦肾元。首先，雷丰指出初病可攻邪，久病当养正，早期可用黄连等，对久痢体虚者则施以人参、黄芪等。其次，雷丰重视中焦脾胃为痢疾核心，善于补益脾土、调和肝脾、温补下元，创立培中泻木法、调中畅气法、补火生土法、暖培卑监法等，以人参、黄芪、茯苓、甘草、白术为主，配伍白芍、防风等柔肝，或吴茱萸、菟丝子、破故纸等益肾，佐以木香、香附、荷叶等。最后，雷丰关注痰、食因素，采用楂曲平胃法等。

风痢治疗时需考虑患者体质。雷丰指出："如体素寒者，宜用培中泻木法加木香、苍术治之；体素热者，宜本法去吴萸、炮姜，加芩、连、煨葛治之。"（《时病论·卷之三·风痢》）还需考虑兼夹证，"如胸闷溺赤者，必夹湿也，宜佐赤苓、泽泻治之；吞酸嗳腐者，必夹食也，宜佐山楂、厚朴治之"。

寒痢当去其寒，兼扶脾土，则痢自止，用暖培卑监法佐以山楂炭、木香。程曦指出："尝见今之治痢，不分属热属寒，开口便言湿热，动手便用寒凉。盖因未究脉象，未审舌苔之故耳。凡辨病之寒热虚实，表里阴阳，皆当于脉舌中细细求之，庶几无误。"（《时病论·卷之三·寒痢》）

热痢，治宜清痢荡积法，益以山楂肉、槟榔；体弱者以生大黄改为制大黄。

暑痢，以清凉涤暑法去青蒿、西瓜翠衣加黄连、荷叶。临证之间，亦当辨治。

寒湿痢，宜用温化湿邪法加木香治之；热湿痢，用通利州都法去苍术加木香、黄连治之；湿痢中阴虚者，不可投渗利药，利之益伤其阴，应当以止痢药配伍当归、白芍、生地黄、牡丹皮、阿胶、泽泻及石莲等。

噤口痢，用调中开噤法，随证加减，缓缓服之。若绝不思食，下痢无度，不可治也，只能用独参汤合陈廪米浓煎频服挽救。噤口痢，初病为热淤在胃口，有浊气可破，积滞可驱，宜苦燥。久病噤口痢，胃气告匮，需用大剂人参、白术，佐以茯苓、甘草、藿香、木香、煨葛根之属，大补胃气，兼行津液。但得胃气一复，饮食稍进，便宜独参汤，略加陈皮，或制香附，缓缓调补，兼行气滞。而茯苓之淡渗、木香之耗气、干葛根之行津，皆不可再用。

水谷痢，用暖培卑监法治之。因风木克土，土虚不运，宜本法内加白芍、防风；因劳役过度，脾阳困顿者，加黄芪、荷叶；因下焦无火，不能熟腐者，加破故纸、吴茱萸；因痢后中虚，饮食停积者，加陈皮、山楂肉。"然痢疾总不离乎脾胃为病，或木胜，或火衰，当按法加减治之，自然应手耳。"（《时病论·卷之三·水谷痢》）

休息痢，用调中畅气法，使其气机得畅，则积热自清，中州得调，则脾胃自复。考虑病因有过服寒凉、肝脾内伤、元气下陷、肾虚不固等，故需在基本方基础上加减运用。若腹中隐痛，宜加吴茱萸、姜炭，化中焦之寒；赤痢缠绵，当佐秦皮、白芍，清肝脾之血；肛门重坠，加升麻、桔梗，升下陷之元；虚滑不禁，再入补骨脂、龙骨，以固下焦之脱。雷丰特别指出，休息痢需细辨其脉象，若脉沉实，虽日远仍当攻下。

五色痢有虚有实，分别治之。精室受伤，五液不守，虚则宜补，以补火生土法治之；止涩太早，滞热未尽，实则宜泻，以清痢荡积法治之，诊其脉若有力，虽日久仍当用攻法。

雷丰对李东垣补中益气汤、罗谦甫真人养脏汤、吴鞠通肉苁蓉汤等方剂的运用范围和禁忌亦颇有心得。他指出："此三方，惟东垣补中益气独超，每遇脾气虚陷而作痢者，用之屡效。谦甫真人养脏，治气血两伤之久痢。鞠通肉苁蓉汤，治肝肾两虚之久痢，用之偶亦并效。但余气未清，正气未虚，皆不宜轻试。"（《时病论·卷之三·备用成方》）

案例 1

城东孔某之子，放学归来，腹中作痛，下利清血。其父母疑为伤损，遂服草药，应效全无，始迎丰诊。脉象缓息而小，右关独见弦强。丰曰：

非伤损也，是属春伤于风，夏生肠澼之候也。肠澼虽古痢之名，然与秋痢治法有别，痢门成方，弗宜胶守。即用培中泻木法去炮姜，加黄连治之，服下未有进退。更医调治，便云血痢，所用皆是止涩之药，血虽减少，而腹痛尤增，甚则四肢厥冷。仍来商治于丰，诊其脉，往来迟滞，右关依旧弦强，此中土虚寒，被木所凌之象，总宜温补其脾，清平其肝，用暖培卑监法加黄连、川楝，服之腹痛顿止，手足渐温，惟下红未愈。照前法除去炮姜、智、楝，加芥炭、木香、枯芩、艾叶，令尝五剂，喜中病机，复用补中益气，方获全安。(《时病论·卷之三·风痢病一误再误》)

按语： 患者脉见右关弦强，为肝木乘脾，雷丰用培中泻木治之无误。但其他医生采用止涩之法治疗，导致闭门留寇，雷丰复诊后认为患者脾土仍需温暖，故以暖培卑监法，加黄连止痢，川楝子疏肝止痛。最后以补中益气之法调理痊愈。

案例 2

古黔黄某之母，望六之年，忽患痢疾，曾延医治未应，始来邀丰。阅前医之方，系洁古芍药汤加减。询其痢状，腹痛即坠，坠则欲便，下痢皆赤。按其脉，右部缓急而迟，左部细小而涩，舌无荣，苔白薄。丰曰：此脾土虚寒，寒湿窃据，阴络之血，得寒而凝，凝则气机不行，清气不升而陷，所以有腹痛后坠赤痢等症。即进补中益气加炮姜、附片，令服二帖，遂中病矣。后皆用参、芪、术、附为君，约半月而愈。(《时病论·卷之三·赤痢亦有属寒温补得愈》)

按语： 前人论痢疾，一般以白为寒、赤为热，"一见赤痢，非投凉血之方，即需清湿之药"。而此案，雷丰通过脉象、症状判断患者为虚寒，故未用一般治热之法，而用补中益气汤加温中下二焦之药，升其清气，则痢疾自止，此即"王海藏谓血为寒气所凝，用热药其血自止之训"。

案例 3

云岫钱某，忽因冒雨，当夜遂发寒热，头身并疼。吾衢土俗，怕有醒龊所染，即以揪刮当先，第三朝始延医治。医见寒热交作，遂以小柴胡汤加消食之品，不但未效，更增面浮痛痢，合家惊骇，来迓丰医。脉形浮缓兼弦，舌苔白泽，此风湿由表入里，疟痢两兼之候也。当用嘉言先生逆流挽舟之法，加木香、荷叶治之。服二剂，寒热顿除，痛痢并减矣。(《时病论·卷之三·疟痢两作》)

按语： 此案患者疟痢两作，属痢疾中外感挟湿者，症见痢疾兼有寒热往来、头身并疼、无汗等表证，用人参败毒散。该方疏表除湿，寓散于通，表解而里滞亦除，其痢自止。喻昌在《寓意草》中指出虚弱之体，用人参三五七分，入表药中，少助元气，以之为驱邪之主，非补养虚弱。

案例 4

安徽苏某之侄，由远方来，途中感受暑热，即病烦热口渴，渴欲引饮。医谓阳暑，用白虎汤为君，服之热退，腹内转疼。更医治之，遂驳用凉之谬，谓凉则凝滞，将来必变为痢也。用平胃散加姜、附、吴萸，腹痛未除，果变为痢。其叔深信如神，复邀诊视，讵知乃医固执不化，询得病者不思谷食，遂称为噤口痢也。守原方益以石莲、诃子，服后痢虽减少，然腹痛益剧，叫号不已，一家惊惶无策，着人来迓丰。其叔令阅前方，并述病状，按其脉，数大而强，舌苔黄燥，腹痛拒按，口渴喜凉。丰曰：令侄气血方刚之体，患此暑热夹食之疴，而成燥实之候，非攻下猛剂，不能望瘳。用生军、枳实、花粉、元明、黄连、荷叶，请服一煎，当夜遂下赤白夹杂，稠黏而臭，又得硬屎数枚，腹痛方定，神气疲倦，就枕即熟寐矣。次日用调中和剂，服十余帖而安。(《时病论·卷之三·实热痢疾止涩太早用下得瘳》)

按语： 治疗痢疾不可补涩过早，否则易留邪为害。雷丰在诊断时，考虑患者气血方刚，同时脉象数大，舌苔黄燥，腹痛拒按，口渴喜凉，均属大实大热之象，故用攻下剂配伍养阴之品一服见效。邪去之后，方可用调中之剂善后。

案例 5

城北李某，望八高年，素来羸铄，秋间忽患痢疾，即延医疗，药石无功。邀丰诊之，脉形小缓而息，痢下赤白，呕逆频来，日内全不思食。丰曰：此脾胃虚弱，不能化湿消导，壅滞胃口，而成噤口痢也。即用六君佐以楂肉、藿香、石莲、仓米，黄土浆煎。服一剂呕逆已宁，仍不思食，登圊无度，痢不甚多，脉象相符，较昨乏力，明是脾气虚陷之象，倘见病治病，罔顾其本，虚脱必难保也。改用补中益气去当归、柴胡，加煨葛、石莲、谷芽、仓米，令服一帖，中机再服。幸喜病药相投，觉思饮食，但发浮肿，举家惊惶，来邀复诊。脉转迟细而涩，舌淡苔白。丰曰：斯是脾虚发肿，非五皮淡渗等药所可用也，宜以附子理中汤加酒炒黄芪、生米仁二味。送进五剂，浮肿渐消，痢疾亦减，仍率旧章，略为增损，调治匝月而愈。(《时病论·卷之三·高年噤口痢疾》)

按语： 雷丰考虑到患者年事已高，久病更虚，胃口全无，不可再从攻邪治疗，故选用六君子汤补益中焦，但疗效不佳。后雷丰从患者脾气虚陷之主症入手，用补中益气汤加减治疗，升举脾之阳气。此方，雷丰"每遇脾气虚陷而作痢者，用之屡效"。患者服药后胃口稍开，略思饮食，之后再以附子理中汤温肾暖脾，加黄芪酒炒补益元气、更增其升举之力，薏苡仁健脾利湿。《时病论·卷之三》"阴虚之体患五色痢"一案与此类似，患者素来阴亏，患痢疾两月余，气血津液皆亏损，用金银花、生地黄、白芍、黄芩四者炒炭，阿胶炒珠，山药炒黄，合陈皮、石莲取效，后再加减以东洋参、炙甘草、夜交藤，六味地黄汤合四君子汤调治月余收功。合以上数案可知，以补治痢之法，必须在病势已衰，患者正气已虚之时方可运用，否则有害无益。

5. 暑病

雷丰指出:"夏伤于暑者,谓季夏、小暑、大夏之令伤于暑也。"(《时病论·卷之四·夏伤于暑大意》)暑邪袭人,有伤暑、冒暑、中暑之分,还包括暑风、暑温、暑咳、暑瘵、霍乱、痧气、秽浊等。

(1)因机

雷丰认为:"其时天暑地热,人在其中,感之皆称暑病。"(《时病论·卷之四·夏伤于暑大意》)

冒暑、伤暑、中暑都为暑邪所伤,病有轻重不同。冒暑者,偶然感冒暑邪,较伤暑之证,稍为轻浅。长夏伤暑,有阴阳两种,阴暑之为病,因于天气炎蒸,纳凉于深堂大厦,大扇风车得之者,为阴寒所逼,周身阳气不得伸越,是静而得之之阴证;阳暑之病,缘于行旅长途,务农田野,烈日下逼得之者,炎热所蒸,使周身中外皆热,是动而得之之阳证。阴暑证"惟富贵安逸之人多有之,总由恣情任性,不慎风寒所致也",阳暑证"惟辛苦劳役之人多有之,由乎触冒暑热,有势所不容已也"。雷丰赞同张介宾阴暑多于阳暑的观点,指出:"然暑热逼人者,畏而可避,可避则犯之者少;阴寒袭人者,快而莫知,莫知则犯之者多。"(《时病论·卷之四·伤暑》)中暑缘其人不辞劳苦,赤日中行,酷暑之气,鼓动其痰,痰阻心包所致。暑温之证也属此类,较阳暑略轻,温者热之渐,热乃温之极也,此证需留心慎药,勿使温盛成热。

暑病尚有多种变证,包括暑风、暑咳、暑瘵等。暑邪化为内风则为暑风,此病由暑热极盛,金被火刑,木无所畏,则风从内而生,木化乎风,脾土受其所制。暑热袭肺而咳逆称为暑咳病,此证由暑热下逼,先伤乎上,夫五脏之位,惟肺最高,为诸脏之华盖,暑热袭之,肺经先病,且暑中有火,肺体属金,火克金而成此证。暑瘵因暑热劫络而吐血,此因盛夏之月,相火用事，火烁肺金，复燃阳络，络血上溢所致，昧者以为痨瘵，殊不知火载血上，非真阴亏损而为虚痨者可比。

有三类较为特殊的暑病，为暑邪与其他邪气兼夹而成。其一为霍乱之证，在夏秋为多，得之于风、寒、暑、热，饮食生冷之邪，杂糅交病于中，正不能堪，一任邪之挥霍扰乱，故令三焦混淆，清浊相干，乱于肠胃。其二为痧气，此病由南方之人，体气不实，偶触粪土沙秽之气，即腹痛闷乱，痧之为病，不仅六气所触，或因饥饱劳役，或因秽浊所犯，皆可成痧。其三为秽浊，俗称龌龊，多发于夏秋之间，由天暑下逼，地湿上腾，暑湿交蒸，兼秽浊之气，交混于内，人受之由口鼻而入，直犯膜原。上述皆季夏由暑气所伤之证。

此外，秋季之伏暑、秋暑也可归于暑病之列。其中，伏暑乃伏天所受之暑者，其邪微，发于秋后，时贤谓秋时晚发，是时凉风飒飒，侵袭肌肤，新邪欲入，伏气欲出而成此病。农历七月，如天气反常炎热，一如盛夏，甚至较盛夏更热，斯时湿土主气，犹是暑湿交蒸，人感其热而病者，为秋暑，即世俗所称秋老虎是也。

（2）病证

夏伤于暑者，多壮热，烦渴，汗多，发病急骤，传变迅速，伤津耗气。

冒暑较伤暑为轻，中暑比伤暑为重，暑温者较阳暑略为轻。冒暑为"夫暑热之邪，初冒于肌表者，即有头晕、寒热、汗出、咳嗽等证"，如入于肉分者，则周身烦躁，头胀体烧，或身如针刺，或有赤肿等证。伤暑分为阴暑、阳暑，阴暑脉浮弦有力，或浮紧，头痛恶寒，身形拘急，肢节疼痛而心烦，肌肤大热而无汗；阳暑脉浮洪有力，或洪数，面垢喘咳，壮热心烦，口渴欲饮，蒸蒸自汗，"凡有病暑者，阳暑多不见，而阴暑居其八九"。中暑者，即中暍也，忽然而发，如矢石之中人也，不似伤暑初则寒热无汗，或壮热蒸汗之可比，是病忽然闷倒，昏不知人，躯热汗微，气喘不语，牙关微紧，亦或口开，状若中风，但无口眼㖞斜，其脉洪濡，或滑而数。暑温初病，右脉胜于左部，或洪或数，舌苔微白，或黄而润，身热有汗，或口渴，或咳嗽。

　　暑病变证，表现与一般暑病不同。暑风者，卒然昏倒，四肢搐搦，内扰神舍，志识不清，脉多弦劲或洪大，或滑数。暑风证要注意与中暑、中风相区别。如《时病论·卷之四》"暑风急证"一案，有医生作中暑治，有医生作中风治，而雷丰诊其脉，洪大而数，牙关紧闭，舌不能出，但见唇焦齿燥，断为暑风，法用清其暑热，兼平风木，三帖痊愈。暑咳脉濡滑而数，两寸有力而强，咳逆乏痰，即有亦少，或身热口渴，或胸闷胁痛，此皆暑热入肺之脉证。暑瘵骤然吐血衄血，头目不清，烦热口渴，咳嗽气喘，脉象浮取则洪，中取则空，沉取复有。

　　霍乱证呕吐泻利，腹中大痛，脉多微涩，或沉而伏，或大而虚，其风甚者，则头痛寒热；寒甚者，则转筋厥冷；暑甚者，则大渴引饮；邪在上焦则吐多，下焦则泻多，中焦则吐泻俱甚。雷丰指出以下为霍乱危证："若舌卷筋缩，卵阴入腹为难治。大率霍乱之脉，洪大而滑者生，微涩渐迟者死。"(《时病论·卷之四·霍乱》) 痧无定脉，凡脉与证不应者，即为痧脉，其见证复杂：如风痧者，头疼自汗，腹痛肢麻；暑痧者，头晕汗多，吐泻腹痛；阴痧者，腹痛肢冷，即凉痧也；阳痧者，腹痛肢暖，即热痧也；又有肤隐红点，一如瘖疹，此痧在肌表，为红痧也；满身胀痛，且有黑斑，此痧毒在脏腑，为乌痧；欲吐不吐，欲泻不泻，心腹大痛，为绞肠痧。秽浊初起头痛而胀，胸脘痞闷，肤热有汗，频欲恶心，右脉滞钝，此病有暑湿之分，偏于暑者，舌苔黄色，口渴心烦，为暑秽；偏于湿者，苔白而腻，口不作渴，为湿秽。

　　伏暑病寒热如疟，或微寒，或微热，不能如疟分清，脉滞，舌腻，脘痞气塞，渴闷烦冤，每至午后则甚，入暮更剧，热至天明得汗，则诸恙稍缓，日日如是，必要二三候外，方得全解，倘调理非法，不治者甚多，需与疟病相区别。秋暑证见壮热烦渴，蒸蒸自汗，脉象洪濡或数。

（3）治法

冒暑宜以清凉涤暑法加杏仁、瓜蒌壳治之，宣达肌表，透邪外出。其证虽较伤暑为轻，然失治入里，如入于肉分者，则周身烦躁，头胀体烧，或身如针刺，或有赤肿等证，宜以祛暑解毒法治之；如入于肠胃者，则有腹痛水泻，小便短赤，口渴欲饮，呕逆等证，宜以增损胃苓法佐黄连治之。而且冒暑之证，虽谓为轻，亦须防微杜渐。

阴暑宜用辛温解表法减去防风，益以香薷、藿香治之，呕逆加茯苓、半夏，便泻加厚朴、木香；阳暑为暑在肌表，已伤气分，宜以清凉涤暑法去扁豆、通草，加石膏、西洋参治之，呕逆加竹茹、黄连，便泻加葛根、荷叶，治伤暑当别阴阳，更宜"审其体实、体虚而药之"，不可"一见发烧，遂投凉药"，阴暑若用寒凉药，"其不达也亦甚矣"。

中暑证本元虚寒，或有伏痰为发病内因，故用辛温芳香之品化痰开窍，宜清暑开痰法治之。如果手足厥冷，名曰暑厥，宜苏合香丸化开灌之，或以来复丹研末白汤灌之，或以蒜水灌之，或剥蒜肉入鼻中，皆取其通窍也，俟其人事稍苏，继进却暑调元法，用益气调中之品如西洋参、麦冬、茯苓、甘草、粳米。

暑温邪在上焦气分，当用清凉涤暑法加杏仁、瓜蒌壳治之；倘汗少而有微寒，或有头痛者，宜透肌肤之冒，于本法内去扁豆、西瓜翠衣，加藿香、香薷；口不渴者为兼湿，加薏苡仁、半夏；舌苔黄燥，渴欲喜饮者，宜清胃家之热，用凉解里热法；如舌苔光绛，则伤于阴，宜用清热保津法加西洋参、北沙参、元参治之。总当细究其因，或夹冒，或夹湿，或胃热，或阴伤，按证分治。雷丰认为三石汤、清营汤，"此二方乃大寒之剂，治暑温似乎过峻，试问治暑热之病，将何寒药所用耶？窃谓治暑热，二方最可，治暑温，不若丰之清凉涤暑法为稳"（《时病论·卷之四·备用成方》）。

暑风与外感风邪之治法相悬霄壤，若误汗之则变证百出，当去时令之火，火去则金自清，而木自平，兼开郁闷之痰，痰开则神自安，而气自宁也，拟用清离定巽法佐以郁金、川贝母治之，倘有角弓反张，牙关紧闭者，宜加犀角、羚羊角；痰塞喉间有声者，宜加胆南星、天竺黄；服药之后，依然昏愦者，宜加远志、菖蒲，此时难治。

暑咳宜用清宣金脏法加滑石、甘草治之。如痰多者，不因暑而因湿，不名咳而名嗽，不在肺而在脾，不用清而用温，果因痰而致嗽者，宜用加味二陈法治之。此病容易误诊，以暑为湿，误用温药，扰动其络，络中血沸，而成吐血之疴，此时宜用却暑调元法去东洋参、半夏，加杏仁、天花粉、墨旱莲、生地黄挽救。总宜清暑保金，以防蔓延为虚损。

暑瘵当清暑热以保肺，清络热以止血。如初起体实者，宜以清宣金脏法加枯芩、栀子炭治之。体弱者，宜以却暑调元法去石膏、半夏、粳米，加鲜地黄、鲜石斛、鲜藕节治之。如未止再加丹皮、旱莲草。虽非痨瘵之病，但失血后有潮热咳嗽之证，小数之脉，其阴分不亏亦亏，又当以甘咸养阴法治之，若蹉跎失治，伤及真阴则难疗。

霍乱宜治乱保安法加减主之，方中除茯苓外，多用温燥行气健脾之剂如藿香、乌药、木香、制半夏、苍术、砂仁、伏龙肝等；风甚加苏叶、橘红，寒甚加草豆蔻、木瓜，暑甚加芦根、竹茹，吐多加黄连、干姜，泻多加葛根、荷叶；倘吐泻不已，损伤中焦之气，以致阴阳间隔，手足厥冷，脉微欲绝，不多饮水者，无分风、寒、暑、热，急以挽正回阳法救之。若欲吐不吐，欲泻不泻，名为干霍乱，又名绞肠痧，急用古方炒盐调童便，服之探吐则愈。

痧在皮肤气分者，宜刮之，在肌肉血分者，宜刺之，此病轻浅时；若深重者胀塞肠胃，壅阻经络，直犯乎心，必用药剂施救。痧气多用芳香化浊法治之，主以半夏、藿香，风痧加荆芥、防风，暑痧加滑石、木瓜，阴痧加豆蔻、砂仁，阳痧加连翘、栀子，红痧加牛蒡子、薄荷，乌痧加槟榔、枳壳，闷痧加细辛、桔梗，绞肠痧加檀香、乌药，倘其势急不及进汤药者，先以痧疫回春丹治之。

秽浊宜芳香化浊法治之，主以芳香气分之品，暑秽加滑石、甘草，湿秽加神曲、茅根、苍术。

暑多兼湿。雷丰指出："夫小暑之节，在乎相火之后；大暑之令，在乎湿土之先，故先贤所谓暑不离湿也。"（《时病论·卷三·清凉涤暑法》）雷丰在清凉涤暑法中，使用了木通、茯苓，"意在渗湿耳"。暑温兼湿，以清凉涤暑法加米仁、半夏健脾化湿。暑泻夹湿，以清凉涤暑法佐木通、泽泻。秽浊挟湿，以芳香化浊法加神曲、茅根、苍术。

伏暑用清宣温化法，使其气分开，则新邪先解，而伏气亦随之而解。但是伏暑变证多，雷丰指出："种种变证，务在临证之时，细审病之新久，体之虚实，按法用之，庶无差忒耳。"（《时病论·卷之五·伏暑》）其初起如疟者，先服清宣温化法；倘畏寒已解，独发热，可加芦根、竹叶、连翘，本法内之半夏、陈皮需删去，恐温燥之品伤津液；其舌苔本腻，倘渐黄、渐燥、渐黑、渐焦，是伏暑之热，已伤其阴，于本法内可加西洋参、麦冬、元参、细生地；神识昏蒙者，是邪逼近心包，益元散、紫雪丹，量其证之轻重而用；倘壮热舌焦，神昏谵语，脉实不虚，是邪热归并阳明，宜用润下救津法治之。如果患者体质年壮体强，以生大黄易熟大黄，更为有力。

秋暑治法与阳暑相同，亦宜清凉涤暑法。此外还有一类秋凉之证，治法与阴暑相近，亦宜辛温解表法。若交秋分之后，燥金主气，遇有秋暑之见证者，是为燥之复气，宜用甘寒生津法；遇有秋凉之见证者，是为燥之胜气，宜用苦温平燥法。

总的来说，暑病治法以清暑救肺为主，兼顾益气保津，再根据患者体质和兼夹证情况加减用药。

案例1

古黔吴某，晚餐之后，贪凉而睡，醒来头痛畏寒，壮热无汗，气口脉紧，舌苔边白中黄。丰曰：此阴暑兼食之证也。即以藿香正气散去白术，加香薷治之，服一煎未有进退。又更一医，遂驳阴暑之谬，暑本属阳，何谓为阴？见病人身热如火，遂用白虎汤加芦根、连翘等药。初服一帖，似得小效，继服一帖，即谵语神昏，频欲作呕，舌苔灰黑。医谓邪入心包，照前方再加犀角、黄连、紫雪等品，服下全无应验，仍求丰诊。其脉右胜于左，形力并强，此邪尚在气分，犹未逆传心包，视其舌苔，灰黑而厚，依然身热昏谵呕逆等证。窃思其邪必被寒凉之药所阻，非温宣透法，不克望其转机。当用杏仁、薤白、豆卷、藿香、神曲、蔻仁、香薷、橘、壳，加益元散合为一剂，服头煎热势益剧，次煎通身有汗，则壮热渐退尽矣。来邀复诊，神未清明，谵语仍有，舌苔未退，更觉焦干，右脉仍强，愈按愈实。丰曰：汗出热退，理当脉静津回，神气清爽，今不然者，定有燥结留于肠胃。思表邪退尽，攻下无妨，用黄龙汤以芒硝改元明粉，以人参换西洋参，服下半许，遂得更衣，诸恙忽退，继用苏土养阴之法，日渐全可。（《时病论·卷之四·阴暑误用阳暑之药》）

按语：阴暑并非伤于暑邪，"为阴寒所逼，使周身阳气不得伸越"，为"不慎风寒所致"，因暑月伤于阴寒，故名阴暑。因此，雷丰针对患者阴暑兼食之证，初诊用藿香正气散去白术，加香薷治之。当患者被他医用清热之白虎汤误治后，雷丰接手，仍从阴暑论治，以辛温解表宣肺透邪思路，用香薷、藿香、杏仁、枳壳等加益元散。阴暑失治入里化热，雷丰见患者汗后后仍有谵语、脉实等症状，断为内热燥结肠胃，用黄龙汤加减，此方攻补兼施，荡邪不伤正，补正不碍邪，攻下而愈。

案例 2

盛夏时，丰赴西乡疗病，路过石梁村口，见一人奄然昏倒于道旁，遂停舆出诊。脉之两手洪大，其为暑热所中者昭然。即以通关散吹鼻，似欲喷嚏而不得，令舆夫揪之，又令入村采蒜取汁，频频灌之，连得喷嚏，少焉乃苏。求赐一方，遂用六和汤去参、术、厚朴，加滑石、通草，嘱服三帖。数日后，登门泥首而去。（《时病论·卷之四·骤然中暑》）

按语： 中暑为急证，当用救急之法。此案以通关散、揪法、蒜汁，皆取其通窍。取嚏后再以藿香、砂仁、杏仁等配伍为治，挽回患者性命。

案例 3

长洲叶某，忽然血涌盈升，身热口渴，速来求治于丰。抵其寓，见几上有参汤一盏，病者即询可服否？丰曰：姑诊其脉，辨其虚实可知。按之洪大而来，舌苔黄而欠润，此暑热内劫阳络之候，即经谓阳络伤，血从上溢是也，当从暑瘵治之，速清暑热以养其阴，参汤勿可服也。遂用玉女煎以生地易熟地，再加滑石、蒌根、杏仁、桑叶，两日连尝四剂，咳血并止，身热亦退矣。（《时病论·卷之四·暑热劫络致成暑瘵》）

按语： 暑病多危急，但不可妄补，需"诊其脉，辨其虚实可知"。此案中，长洲叶某"忽然血涌盈升，身热口渴"，气血受损拟服参汤，但雷丰查体之后发现，患者脉势洪大，苔黄欠润，为"暑热内劫阳络之候"，切不可服参汤，而应"速清暑热以养其阴"，用玉女煎加减，药用生石膏、知母、麦冬、牛膝，以生地黄易熟地黄。此方主水亏火盛、失血等证，再加滑石、瓜蒌根、杏仁、桑叶清热养阴疏风凉血。

案例 4

西乡吴某，偶患暑温，半月余矣。前医认证无差，惜乎过用寒剂，非但邪不能透，而反深陷于里，竟致身热如火，四末如冰。复邀其诊，乃云热厥，仍照旧方，添入膏、知、犀角等药，服之益剧，始求治于丰。诊其左右之脉，举按不应指，沉取则滑数。丰曰：邪已深陷于里也。其兄曰：此何证也？曰：暑温证也。曰：前医亦云是证，治之乏效何？曰：暑温减暑热一等，盖暑温之势缓，缠绵而愈迟；暑热之势暴，凉之而愈速。前医小题大作，不用清透之方，恣用大寒之药，致气机得寒益闭，暑温之邪，陷而不透，非其认证不明，实系寒凉过度。刻下厥冷过乎肘膝，舌苔灰黑而腻，倘或痰声一起，即有仓扁之巧，亦莫如何！明知证属暑温，不宜热药，今被寒凉所压，寒气在外在上，而暑气在里在下，暂当以热药破其寒凉，非治病也，乃治药也。得能手足转温，仍当清凉养阴以收功。遂用大顺散加附子、老蔻。服一帖，手足渐转为温，继服之，舌苔仍化为燥，通身大热，此寒气化也，暑气出也，当变其法。乃用清凉透邪法去淡豉，加细地、麦冬、蝉衣、荷叶，一日连服二剂，周身得汗，而热始退尽矣。后拟之法，皆养肺胃之阴，调治匝月而愈。(《时病论·卷之四·暑温过服大寒致变》)

按语：暑温按理当用清凉涤暑、凉解里热或清热保津等法治疗，但不可过用寒凉。如此案中，患者由于"过用寒剂，非但邪不能透，而反深陷于里"，见证"身热如火，四末如冰"。雷丰指出，前医恣用大寒之药，致气机得寒益闭，邪气不能外透。因而，针对药误，以热药破其寒凉，用大顺散（干姜、肉桂、杏仁、甘草）加附子、白蔻仁，之后再以清凉养阴收功。程曦指出："即如是证，过服寒凉，热证未去，而寒证又生，此病一变也。暂用温热之剂，先破寒凉之气，此药一变也。服之肢体回温，舌苔仍燥，此病又一变也。即舍热药，转用凉剂收功，此药又一变也。不知通变之医，反谓朝秦暮楚，侥幸图功耳。"雷丰强调时病需注意透达邪气，寒药容易闭塞气机，故暑热证用寒药不可过度，如适当佐以宣发之品，效果可能更佳。

案例 5

施秉罗某之父，大耋高年，素来矍铄，忽于孟秋之初，霍乱吐泻，腹痛肢凉。差人来请丰诊，其脉迟细，神识模糊。曰：此中阴寒之证也。急以挽正回阳法治之，至日晡腹痛益甚，汗出淋漓，逆冷益深，倏然昏倒，大众惊慌，复来邀诊。诊得六脉全无，不语如尸，呼吸微绝。思丹溪有云：仓卒中寒，病发而暴，难分经络，温补自解。忽记其家有真参宝藏，速取一钱，合野山高丽参五钱，淡附片四钱，浓煎渗下，次煎继之，约一时许，忽长叹一声，渐有呼吸，五更时分，身体稍温。次日清晨，又邀复诊，按其脉象，沉细如丝，舌淡无荣，苔白而润，四肢转暖，人事亦清，吐泻腹痛金减，今当温补脾阳，兼养心营，仍用—参、附片，加入姜炭、芪、甘、归、神、柏、枣，服下又中病机，一候遂全瘥矣。（《时病论·卷之四·阴寒霍乱热补而瘥》）

按语：此案患者年事已高，罹患阴寒霍乱，吐泻、神昏、肢凉、脉迟，阳气已脱，雷丰急以挽正回阳法。其药用人参、茯苓、白术、甘草挽其正，炮姜、肉桂、附子回其阳，佐吴茱萸破中下焦之阴寒。之后病证加重，雷丰以参附汤浓煎灌下挽回，继以温补脾阳兼养心营之剂而愈。

案例 6

武林陈某，素信于丰，一日忽作寒热，来邀延医，因被雨阻未往。伊有同事知医，遂用辛散风寒之药，得大汗而热退尽。讵知次日午刻，热势仍燃，汗多口渴，痰喘宿恙又萌，脉象举取滑而有力，沉取数甚，舌苔黄黑无津。丰曰：此伏暑病也。理当先用微辛，以透其表，荆、防、羌、芷，过于辛温，宜乎劫津夺液矣。今之见证，伏邪已化为火，金脏被其所刑。当用清凉涤暑法去扁豆、通草，加细地、洋参。服二剂，舌苔转润，渴饮亦减，惟午后尚有微烧，姑照旧方，更佐蝉衣、荷叶。又服二剂，热从汗解，但痰喘依然，夜卧不能安枕，改用二陈加苏、葶、旋、杏，服之又中

病机。后议补养常方，稇载归里矣。(《时病论·卷之五·伏暑过服辛温改用清凉而愈》)

按语：此案中患者素有伏暑之邪，而前医仅考虑新感风寒，未顾及伏邪，用辛温解表法而误。雷丰主张此类疾病不宜过用辛温，理当清宣温化，微辛透表即可，但药误之后该法已不适用，改以清凉涤暑法加减，药用滑石、生甘草、青蒿、连翘、白茯苓、西瓜翠衣、细生地、西洋参为治。

6. 疟疾

"疟之为病，非止一端，当分晰而治之"(《时病论·卷之五·夏伤于暑秋必痎疟大意》)。雷丰将其分为暑疟、风疟、寒疟、湿疟、温疟、瘅疟、瘴疟、牝疟、痰疟、食疟、疫疟、鬼疟、虚疟、劳疟、疟母、三日疟等。

(1) 因机

雷丰指出："《经》云：夏伤于暑，秋必痎疟。谓夏令伤于暑邪，甚者即患暑病，微者则舍于营，复感秋气凉风，与卫并居，则暑与风凉合邪，遂成痎疟矣。"疟疾多为外邪，如风、寒、湿等；内因如食积、痰、瘀血等，勾动伏藏之暑邪，相兼而病。

暑疟者，多因长夏纳凉，感受阴暑，暑汗不出，则邪遂伏于内，直待秋来，加冒凉气而发。暑气内伏者，阴气也；秋凉外束者，阴邪也；新邪与卫气并居，则内合伏暑，故阴阳相搏而疟作。

风疟者，由长夏先受阴暑，至秋感风而发，有暑无风惟病暑，有风无暑惟病风，必风暑合邪，始成疟病。

寒疟者，由先受阴寒，或沐浴之水寒，寒气伏于肌腠之中，复因外感邪风触之而发。寒为阴气，风为阳气，先伤于寒，后伤于风，故先寒而后热。

湿疟之证，因久受阴湿，湿气伏于太阴，偶有所触而发。雷丰弟子江诚指出："寒疟因寒水伏于肌腠，湿疟因湿气伏于太阴，斯二疟夏秋皆有，

144

非比暑疟、风疟，受于夏天，发于秋令也。"（《时病论·卷之五·湿疟》）

温疟，由伏寒化温，得其天时而发，或趁人体虚而作。此病由冬令感受风寒，伏藏于骨髓之中，至春不发，交夏阳气大泄，腠理不致，或有所用力，伏邪与汗并出，此邪藏于肾，自内而达于外。如是者，阴虚而阳盛，阳盛则热。衰则其气复入，入则阳虚，阳虚生外寒。另有一种温疟先伤于风，后伤于寒，故先热而后寒，亦以时作。

瘴疟之证，岭南地方为多，乃因天气炎热，山气湿蒸，多有岚瘴之毒，人感之而成。

瘅疟之因，《素问》认为其肺素有热，气盛于身，厥逆上冲，中气实而不外泄，因有所用力，腠理开，风寒舍于皮肤之内，分肉之间而发。发则阳气盛，阳气盛而不衰则病矣。其气不及于阴，故但热而不寒，气内藏于心，而外舍于分肉之间，令人消烁肌肉，故命曰瘅疟。盖肺心皆居膈上，主乎阳位，阳气盛，故但热不恶寒。

牝疟，邪气伏藏于肾，故多寒而少热。以邪气伏结，则阳气不行于外，故作外寒。患斯证者，真阳素虚之体为多，缘当盛夏之时，乘凉饮冷，感受阴寒，或受阴湿，其阳不能制阴邪之胜。

痰疟，因夏月多食瓜果油腻，郁结成痰；或素系痰体，其痰据于太阴脾脏，伏而不发，一旦外感凉风，痰随风起，变为疟病。

食疟即胃疟，因于饮食失节，饥饱不常，谷气乖乱，营卫失和，一有不谨，则外邪冒之，遂成疟疾。

疫疟，因天时寒热不正，邪气乘虚而袭膜原，欲出表而不能透达，欲陷里而未得空隙，发为疟疾。

鬼疟，因卒感尸疰客忤，寒热日作，恶梦多端，时生恐怖，言动异常，脉来乍大乍小。患是证者，系体弱属阴之人，而强壮属阳之体，无一患者。

虚疟，元气本虚，感邪患疟，又有久患疟疾，脾胃累虚，亦名虚疟。

疟疾患久，遇劳即发为劳疟。此病因疟疾日久延为痨，或因久病劳损，气血两虚而病疟，或因劳役过度，营卫空虚而患疟。

凡疟经年不愈者，谓之疟母，或食积，或痰涎，或瘀血，亦有因调治失宜，营卫俱虚，或截疟太早，邪伏肝经胁下，而成此病。

三日疟，又名三阴疟，间两日而发。雷丰指出：“《经》曰：时有间二日，或至数日而发者，邪气与卫气客于六腑，而有时相失，不能相得，故休数日乃作也。”（《时病论·卷之五·三日疟》）因此间二日而作者，乃是因为邪气深客于腑，是与卫气相失而然。

雷丰指出，调摄养护非常重要，若能防病于先，则不会罹患疟、痢。他认为，“凡患疟者，必因于盛暑之时，贪凉取快，不避风寒，或浴以凉水，或澡于河流，或过食生冷，壮者邪不能居，未必致病，怯者蓄于营卫，则所不免。但外感于寒者多为疟，内伤于寒者多为痢，使能慎此二者，则疟痢何由来也”（《时病论·卷之五·暑疟》）。

前人多将疟疾定位于肝胆，而雷丰则结合病因病机，对各种疟疾的脏腑定位提出了自己的观点。如湿疟是“湿气伏于太阴”，脾寒证；痰疟“素系痰体，其痰据于太阴脾脏”；虚疟者“久患疟疾，脾胃累虚”而致；牝疟是“真阳素虚之体为多”，“邪气伏藏于肾”；疟母“邪伏肝经胁下，而成痞块”。以上诸证，分别定位于脾胃（湿疟、痰疟、虚疟）、肾（牝疟）、肝（疟母）等。

（2）病证

雷丰指出：“知诸疟有先热后寒，有先寒后热，有寒多热少，有寒少热多，有独热不寒之各异也。”（《时病论·卷之五·温疟》）“凡疟连日而发者则病浅，间日而发者则病深，间二日而发者则愈深矣。渐早为轻，因正气

胜而外出；渐晚为重，因邪气胜而内入。"（《时病论·卷之五·暑疟》）

暑疟证，恶寒壮热，口渴引饮，脉来弦象，或洪或软，或著衣则烦，去衣则凛，肌肤无汗，必待汗出淋漓而热始退。

风疟与暑疟得病之因无异，发病之时亦同，但其见证，自有攸分，不可不辨。雷丰指出："盖风疟之为病，寒少热多，不似暑疟恶寒壮热，或著衣则烦，去衣则凛。风疟则头疼自汗出，不似暑疟肌肤无汗，必待汗出淋漓而热始退。风疟之脉，弦而兼浮，不似暑疟，脉象纯弦，或洪或软，若此分别，投剂自合拍耳。"（《时病论·卷之五·风疟》）雷丰弟子江诚点评认为："细观暑疟、风疟，皆由长夏感受阴暑，并发于秋，但暑疟因秋凉所触，风疟因秋风所触，以此别之，毫厘无谬。"

寒疟之脉证，弦紧有力，寒长热短，连日而发，或间日而发，发时头痛微汗，或无汗干热。

湿疟发则恶寒而不甚热，脉象缓钝而不弦，一身尽痛而有汗，手足沉重，呕逆胀满，俗谓脾寒。

温疟之证，先热后寒，其脉阳浮阴弱，或汗多，或汗少，口渴喜凉。

瘴疟即时昏闷，一身沉重，或寒甚热微，或寒微热甚，亦有迭日间日而作者，亦有狂言妄语者，亦有口瘖不言者。诸证初起之时，邪必郁于气分，甚则血瘀于心，涎聚于脾。

瘅疟肺受火刑，故少气烦冤。阳主四肢，阳盛则四肢热。火邪上冲，胃气逆则欲呕。阳盛则邪气内藏于心，而外舍分肉之间也。火盛则肌肉烁。

牝疟发作时，寒盛热微，惨戚振栗，病以时作，其脉必沉而迟，面色必淡而白。

痰疟初发之时，头痛而眩，痰气呕逆，寒热交作，脉来弦滑之象。

食疟证，寒已复热，热已复寒，寒热交并，噫气恶食，食则吐逆，胸满腹胀，脉滑有力，或气口紧盛。

诸疟多有兼痰、食，雷丰指出要从因机角度分辨本证兼证。素来痰体，加感凉风而致疟者，以痰为本，故曰痰疟；饮食停积，加受外邪而致疟者，以食为本，故曰食疟；如前所论暑、风、寒、湿、温、瘴、痎、牝等疟，倘有头眩呕逆脉滑者，是痰为兼证；噫气恶食脉紧者，是食为兼证，不能以痰疟、食疟名之。

疫疟作寒热往来，或一日二三次，或一次而无定期，寒轻热重，口渴有汗，右脉多胜于左。

虚疟证寒热交作，自汗倦卧，饮食并减，四肢乏力，脉象举按俱弦，寻之则弱。另一类久虚者，胃虚则恶寒，脾虚则发热，寒则洒洒，热则烘烘，脉象浮之则濡，按之则弱。

劳疟脉象或软或弱，或小滑，或细数，发热恶寒，寒中有热，热中有寒，或发于昼，或发于夜，每遇小劳即发。气虚者多汗，饮食少进。血虚者，午后发热，至晚微汗乃解。

疟母典型症状为痞块藏于腹胁，作胀而痛，令人多汗。

此外还有一种胎疟，为未曾患疟者首次发作，当分暑、风、寒、湿等疟而治。此病较诸疟逾格缠绵，最难速愈，必俟其势衰微，方可断截。

（3）治法

疟疾治疗需根据病程长短和患者体质虚实进行调整。雷丰指出："初起多实，宜以祛邪为先；患久多虚，宜以养正为主。医者须分浅深轻重虚实新久而治之，则庶几投剂有效耳。"（《时病论·卷之五·暑疟》）治疗时需分经论治："疟在太阳则寒重，法当汗之。在阳明则热重，法当清之。在少阳则寒热往来，法当和之。"（《时病论·卷之五·三日疟》）疟病"总当细审其因，可散则散，可和则和，可补则补，可截则截，全在临时活法耳"

（《时病论·卷之五·风疟》）。

暑疟，治宜清营捍疟法，渴甚佐麦冬、天花粉。

风疟，初宜辛散太阳法去羌活，加秦艽，寒热分清之后用和解之法。

寒疟，当遵古训体若燔炭、汗出而散之旨，用辛散太阳法治之。雷丰指出不可见疟疾即用小柴胡汤，"如寒热按时而至，方可继进和解，今人不别何经，动手概用小柴胡汤，则误甚矣"（《时病论·卷之五·寒疟》）。

湿疟，宜宣透膜原法，使其邪化疟除，所有断截之法，不宜早用，用之非变膨鼓，即成疟母。但需考虑体质：于阴亏热体者，辛燥之剂须酌用；阳虚寒体者，更可加豆蔻、干姜。疟证殊多，总宜分别而治。

温疟，宜清凉透邪法治之。如汗多者去淡豉，加麦冬、天花粉。如舌苔化为焦黑，宜清热保津法。治疗温病，当顾护其阴，"嘉言云：治温疟，当知壮水以救其阴，恐十数发而阴精尽，尽则真火自焚，顷之死矣。此与香岩论温病，当刻刻护阴之说，不相悖也"（《时病论·卷之五·温疟》）。

瘅疟，宜宣窍导痰法，探吐其痰，然后辨其轻重表里为要。其轻者在表，宜用芳香化浊法加草果、槟榔；其重者在里，宜用和解兼攻法为治。

治瘅疟惟宜白虎汤，喻嘉言意用甘寒，雷丰同意此观点，认为阳气盛则阴益伤，拟用甘寒生津法治疗。

牝疟，宜以宣阳透伏法治之，因寒者干姜、附子为君，因湿者苍术、草果为主，日久不愈，温补之法为宜。

痰疟，宜以化痰顺气法，加草果、藿香治之。如昏迷卒倒者，宜以宣窍导痰法，加厚朴、草果、苏合香丸治之。肥盛之人，痰药更宜多用。

食疟，宜以楂曲平胃法，加藿香、草果治之。脉迟滞必兼寒，可加干姜、白豆蔻。脉缓钝必兼湿，可加半夏、茯苓。食疟之证，兼寒兼湿为多，法当分治。

疫疟，不必拘于一定之见证，当随时令而治，宜考虑司天运气，以宣透膜原法为主。

鬼疟，用驱邪避祟法，药用龙骨、茯苓、茅苍术、木香、柏子仁、石菖蒲、桃叶。

虚疟元气虚者，宜以补气升阳法治之；久疟成虚者宜营卫双调法。肢凉便泻者，均加附子、干姜。吐涎不食者，并加砂仁、半夏。

劳疟治法较为特殊，雷丰指出其"似疟非疟也，若误为疟治，而投剥削之剂，未有不成瘵疾者也"（《时病论·卷之五·劳疟》）。"似疟"指其成因、病候皆属于疟疾，"非疟"指其治法与一般疟疾不同。雷丰治疗劳疟用营卫双调法，气虚者倍加人参、黄芪，血虚者倍加当归、芍药。只有寒热分清，按时而至，脉兼弦象，显出少阳兼证时，始可佐柴胡、青蒿，否则不可。

疟母之痞居左胁者为多，因左胁属肝，当补虚之中，兼以疏肝为治。宜用调中畅气法去黄芪、白术、甘草、荷叶，加青皮、鳖甲、牡蛎、半夏治之。如形气未衰，块痛甚者，加蓬术、三棱、肉桂。若偏用攻破剥削，以治其块，而不顾其正，延为中满，遂不可医。

三日疟，宜以双甲搜邪法治之。如阴虚之体，益以何首乌、当归；阳虚之体，益以鹿角霜、党参。至间数日而作者，其邪愈深。凡邪深陷者，必因正气空虚，当用补气升阳法，助其既虚之正，提其已陷之邪，使正气复旺，邪气自出，则疟不驱而自遁。

案例 1

建陵靳某之妾，于仲秋忽患暑疟，连日一作，寒洒热蒸，汗出如雨，口渴欲饮，脉来弦滑，舌苔微黄，此暑疟也。靳问曰：因何致病？丰曰：良由暑月贪凉，过食生冷，其当时为患者，是为阴暑；伏匿日久，至今而发者，即《内经》所谓夏伤于暑，秋为痎疟是也。即用清营捍卫法，服下益热，急邀复诊。脉之转为弦迟，询之口反不渴。丰曰：此疟邪外达之征，请勿虑耳。观其形体肥白，知其本质虚寒，改用温补为主，以理中汤加豆蔻、制夏、蜀漆、柴胡、姜、枣为引，以河井水合煎，连尝三剂，疟邪遂遁矣。（《时病论·卷之五·虚寒之体忽患暑疟》）

按语：暑疟通常以清营捍疟法治疗。此法君以连翘、竹叶清心除上焦之热，臣以白扁豆衣解暑，青蒿祛疟；佐以木贼发汗于外，黄芩清热于内。此证邪在少阳，故以青皮引诸药达少阳之经，西瓜翠衣引伏暑透肌肤之表。但"医者须分浅深轻重虚实新久而治之"，对于该案中患者，雷丰"观其形体肥白，知其本质虚寒"，故在邪透之后，马卜改为温补为主，以理中汤加减，根据患者体质灵活施治，三剂而痊。

案例 2

城南叶某之子，偶染疟疾，邀丰诊之。脉象迢迢有力，寒热间日而来，口渴喜凉，热退多汗，此为暑疟。遂用清营捍卫法去木贼，加藿香、草果、柴胡、甘草治之。服下疟势仍来，尤吐鲜红数口。复按其脉，转为弦大而数，必因暑热内炎，逼伤血络所致。思古圣有"治病必求其本"之训，此证暑热是本，吐血是标，可不必见病治病也。即用清凉涤暑法去扁豆，加黄芩、知母治之。连进两帖，疟发渐早，热势渐轻，不知不觉而解，血羔亦未复萌。（《时病论·卷之五·暑疟热盛逼血上吐》）

按语：治病当别标本。此案中，雷丰先用清营捍卫法加减，服药之后不仅未见好转，反吐血、脉弦大而数。雷丰以"治病必求其本"之训，认为暑热是本、吐血是标，用清凉涤暑法，以滑石、甘草、青蒿、黄芩、知母、西瓜翠衣、连翘等清暑热，治其暑热之本，两帖之后病势渐轻，血羔亦未复萌。

案例3

西乡郑某，偶患疟疾，热重寒微，口渴便泻。先用符禁未效，又服断截之药，疟与泻并止矣。数日后腹中忽胀，小便短少，来舍就诊，两手脉钝，沉取尚强。此乃暑疟挟湿之证，其邪本欲向表分里而出，误用截法，阻其邪路，暑欲达表而不能，湿欲下行而不得，交阻于中，气机不行而成肿胀，法当治标为先。即以木瓜、蒿、藿以解其暑，芩、苍、通草以行其湿，又以青皮、厚朴、杏粒、槟榔，行其气而宽其膨。服下稍为中病，每得一矢气，腹内略松。更加菔子以破其气，鸡金以消其水，服之矢气更多，溺亦通快，其腹逐渐消去。后用调脾化气，得全安耳。(《时病论·卷之五·截疟太早变成肿胀》)

按语：此案中，患者郑某误用截法，阻邪外出，暑湿交互而成肿胀，此时雷丰指出"法当治标为先"，利湿、行气、解暑而得全安。雷丰弟子江诚指出，上述诸案虽同为暑疟，但兼夹证各有不同，"设不细辨而妄治之，则轻证转重，重证转危耳"，"可见医法有一定之理，无一定之方，倘胶于某证某药，则钝根莫化矣"。

案例4

豫章张某，于仲夏中旬，发热连日，口渴喜饮，医者皆作暑热论治，所用不离藿、薷、滑、扁等药，未臻效验。转商丰治，诊之脉濡且弱，舌苔微燥而黄，合其见证参之，似属暑热。但其未审既热之后，每有洒淅恶寒之证，此即《内经》所谓"先热后寒，病以时作，名曰温疟"是也。温疟之证，最易伤阴，切忌温散，治宜清凉透邪法。服之热势已挫，口渴依然，仍守原方，益以麦冬、鲜地，连服三剂，始得痊愈。(《时病论·卷之五·温疟误为暑热》)

按语：雷丰指出："初起多实，宜以祛邪为先。"(《时病论·卷之五·暑疟》)在治疗疟疾时，雷丰擅长清透之法，提出清营捍疟法、清凉透邪法、宣阳透伏法等，以透邪为主，给邪以出路，故此案使用清凉透邪法，药用芦根、石膏、连翘、竹叶、淡豆豉、绿豆衣等，"伏邪得透，汗出微微，温热自然达解耳"（《时病论·卷之一·拟用诸法》）。夏伤于暑，秋必痎疟，疟疾有暑邪伏留于内，久易伤阴，故当顾护阴津，使用麦冬、鲜地黄之意即在此。

案例5

歙北一医，在吾衢名冠一时。时有里人范某，久患疟母，寝食若旧，动作如常，闻此医欲归梓里，恐郡内诸医，不能杜其病根，即商其治。所用硝、黄、枳、朴、巴豆、蓬、棱，一派攻伐之剂。未数日腹如覆釜，神气顿疲，饮食减少，病势日加一日，至于危急，始来商治于丰。诊其脉沉小而涩，此因攻破太猛，正气受伤之候，证弗易治，嘱商明手。其兄再四哀求，不得已，勉以香砂六君损益，服之未效，复请固辞，再商他医，终不能起。（《时病论·卷之五·疟母攻破致死》）

按语：雷丰认为，"患久多虚，宜以养正为主"（《时病论·卷之五·暑疟》）。此案患者久患疟疾，正气已虚，不堪攻伐之剂，前医见痞块而投芒硝、大黄、枳实、厚朴、巴豆、莪术、三棱，患者正气进一步受损，饮食减少，雷丰勉以香砂六君加减治之，终不能起。雷丰弟子程曦点评此案指出："古人谓不服药为中医，诚哉是言！历见因病致死者少，因药致死者多，若此病是药速其亡也。"对于此类病证，当补正为主，稍兼攻积，养正则邪自除。若不顾其正，则不可医。如卷之五"疟母破剂无效温补咸软得安"案，患者初服常山饮子、后用鳖甲煎丸均无效，雷丰用桂附八味丸加龙骨、牡蛎、龟板、鳖甲治之痊愈。

案例6

南乡李某，患三日疟，缠绵两三载，方药靡效。近用多是甜茶，服之呕吐，吐伤胃气，谷食减少，神气愈疲，而疟疾仍来，来舍求治于丰。诊其脉缓涩沉弦，形色清癯之至，此气血阴阳受亏之象也，非补益不能望痊。即用制首乌五钱，潞党四钱，鳖甲、鹿霜各二钱，干姜、附片各八分，嘱服十剂，临发之日勿服，至第八剂，寒热遂未发矣。复来就诊曰：先生之方效于拔刺，然诸药前医亦曾用，而未验者何也？丰曰：一则药味杂乱，二则服法未精，不知间二日之疟，其邪深，其正虚，所以用补法于未发之先，助其气血阴阳，则邪不能胜正而自止矣。今脉转为缓小，沉分亦然，疟邪果远遁也，当守旧法，加之熟地、归身，姜、枣为引，连服十剂而安。（《时病论·卷之五·三疟扰伤气血补益得效》）

按语：此案中，患者患疟两三载，邪气深陷、气血阴阳受亏，雷丰认为当用补益之法，补其正气。用制首乌补其阴血，用鹿角霜、党参补其肾阳，干姜、附片温中下二焦，再用鳖甲搜络拔邪，以扶正为主，攻邪为辅得效。

7. 湿病

雷丰在《时病论·卷之六·秋伤于湿大意》中讨论了六种湿病：伤湿，中湿，冒湿，湿热，寒湿，湿温。此外还有风湿、湿泻、湿痢、湿疟、秽浊等散见于其他篇章中，已有论述。另有夏季霉湿一种，附述于下。

（1）因机

从运气角度考虑，湿病可以区分为三类：其一是秋季正令之湿病。"湿土之令，在于夏末秋前，盖按《内经》六气之主政也"（《时病论·卷之四·霉湿》)，此在四之气，大暑至白露，正值湿土司权，是故谓之"秋伤于湿"。此时感受湿邪，为伤湿、冒湿、中湿、寒湿、湿热、湿温等。二是各季兼夹之湿病。雷丰认为，"土寄于四季之末，四时皆有湿病，总当因时制宜，不必拘于常例……惟其春雨潇潇，夏雨淋淋，秋雨霏霏，冬雨纷纷，人感之者，皆为湿病"（《时病论·卷之四·霉湿》)。此类包括风湿、霉湿、秽浊等。三是伏湿之邪为病。若感湿邪，当时不病，过时而发，为湿泻、湿痢、湿疟、痰嗽。如湿疟"久受阴湿，湿气伏于太阴，偶有所触而发"（《时病论·卷之五·湿疟》），痰嗽"良由立秋以后，秋分以前，先伤于湿，湿气内踞于脾，酿久成痰"之后感寒而成（《时病论·卷之七·痰嗽》）。

以上各种湿病皆为感湿邪而成，湿邪可从外受，可自内感，可与其他邪气兼夹为害。

伤湿者，有表里之分。在表由于居湿涉水，雨露沾衣，其湿从外而受，束于躯壳；在里由于喜饮茶酒，多食瓜果，其湿从内而生，踞于脾脏。

中湿者，即类门中之湿中，因脾胃素亏之体，宿有痰饮内留，偶被湿气所侵，与痰相搏而上冲，令人涎潮壅塞，忽然昏倒，神识昏迷。

冒湿之病，得之于早晨雾露，云瘴山岚，或天阴淫雨，晴后湿蒸。

湿热者，夏末秋初感受为多，他时为少，热蒸则湿，立秋处暑之令，炎蒸如夏，患者非秋湿，即秋暑。秋之湿热，亦必夹秋暑。雷丰指出："湿热夹暑，专在大暑至白露而言。盖斯时湿土主气，暑气渐退，湿令方来，而湿甚于暑者，故谓之湿热夹暑也。"（《时病论·卷之六·湿热》）

寒湿者，先伤于湿，后伤生冷。

湿温者，发于夏末秋初，由湿邪踞于气分，酝酿成温，尚未化热，最难速愈，非寒湿之证，辛散可化，湿热之证，清利可平之比也。

上述六种，皆夏末至秋季湿邪之为病。

《时病论·卷之四》还载有霉湿一种，发于五月。芒种之后，逢丙入霉，霉与梅通，其时梅熟黄落，乍雨乍晴，天之日下逼，地之湿上蒸，万物感其气则霉，人感其气则病，霉湿之浊气，壅遏上中气分而病。

（2）病证

伤湿在表者，证见头胀而疼，胸前作闷，舌苔白滑，口不作渴，身重而痛，发热体疲，小便清长，脉浮而缓，或濡而小。伤湿在里者，证见肌肉隐黄，脘中不畅，舌苔黄腻，口渴不欲饮水，身体倦怠，微热汗少，小便短赤，脉沉而缓。

中湿与中风证相似，但其脉沉缓、沉细、沉涩之不同，且无口眼㖞斜不仁不用，即丹溪所谓湿热生痰，昏冒之证也。

冒湿初受其气者，似乎有物蒙之，以致首如裹，遍体不舒，四肢懈怠，脉来濡缓。

湿热之见证，身热有汗，苔黄而泽，烦渴溺赤，脉来洪数。

寒湿之证，头有汗而身无汗，遍身拘急而痛，不能转侧，近之则痛剧，脉缓近迟，小便清白。

湿温病之脉无定体，或洪或缓，或伏或细，其证始恶寒，后但热不寒，汗出胸痞，舌苔白，或黄，口渴不引饮。

霉湿以其气从口鼻而入，即犯上中二焦，以致胸痞腹闷，身热有汗，时欲恶心，右脉极钝，舌苔白滑。

（3）治法

雷丰治湿思路主要有四种：一是宣散表湿，用宣疏表湿法、辛散太阳法等，取风药可以胜湿，以辛甘发散使湿邪从汗去；二是渗利里湿，如通利州都法，使湿邪从小便去；三是健脾燥湿，"被湿所冒，则气机遂滞"（《时病论·卷之六·拟用诸法》），需调畅气机，用辛热燥湿法、暖培卑监法等；四是透湿解邪，用宣透膜原法透解伏湿之邪。诸法区别表里寒热，通畅气机，通调水道，使湿邪有去处。雷丰指出："凡湿在表宜宣散，在里宜渗利，今在气分，宜温药化之。"（《时病论·卷之三·拟用诸法·温化湿邪法》）

雷丰在治疗时首先从时令角度考虑。如《时病论·卷之六》"秋湿时令忽患暴中"案，因正处孟秋，"炎蒸如夏，乍雨如霉"，以时令而论，"正值湿土主之，相火客气，又非寒水加临之候"，实为中湿，并非中寒，故不可用四逆、大顺之剂及肉桂、附子等药，"而用宣窍导痰之药"，数剂而瘥。

其次，治疗湿病还需考虑病因和患者体质。如寒湿之病，患于阳虚寒体者为多，辛热燥湿之法，未尝不为之吻合。湿热之证，患于阴虚火体者为多，此法又宜酌用。雷丰指出："贸贸者，不别病之寒湿、热湿，体之阴虚、阳虚，一遇湿病，概投通利之方，若此鲁莽，未有不误人者也。"（《时病论·卷之六·寒湿》）

再次，治疗湿病宜辨明其病位进行治疗。如湿气在于皮肤者，宜用麻黄、桂枝、苍术、白术解表发汗，或用羌活、防风、白芷之风药胜湿；水湿积于肠胃，肚腹肿胀，宜用甘遂、大戟、芫花、牵牛之属攻下疏导；寒湿在于肌肉筋骨之间，拘挛作痛，或麻痹不仁者，宜用干姜、附子、丁香、肉桂等温经；湿气在于脏腑之内，肌肤之外，微而不甚者，宜用白术、苍术、厚朴、半夏等健脾燥湿；湿气在于小肠膀胱，或肿或渴，或小水不通，宜用茯苓、猪苓、车前、泽泻之属以渗利之。雷丰认为，倪松亭的上述观点"可为治湿之提纲，医者勿忽"（《时病论·卷之六·伤湿》）。

最后，从用药角度看，湿为阴邪其性黏滞，故用药忌黏腻呆滞，雷丰多以轻、清、灵、动之品治之，药性轻灵、剂量轻少。他常以茯苓、泽泻、猪苓、薏苡仁、滑石等淡渗利湿，以苍术、防风、秦皮、藿香、陈皮、砂仁壳等宣表畅气，以荷叶、桔梗等升清提气，半夏、厚朴、茯苓、泽泻等降浊通利，以羌活、防风等胜湿，以藿香、佩兰等化浊。

具体来看，伤湿之证，宜分表里而治之。雷丰指出："李时珍曰：风药可以胜湿，利小便可以引湿，为治表里湿邪之则也。"（《时病论·卷之六·伤湿》）雷丰治表湿用辛散太阳法减去桂枝、淡豆豉，加之苍术、厚朴，使其在表之湿，从微汗而解。治里湿宜通利州都法，使其在里之湿，从小便而去。

中湿宜以增损胃苓法去猪苓、泽泻、滑石，加苏子、制半夏、远志、菖蒲治之。如有痰筑喉间，声如鼎沸，为危证，可加苏合香丸，分为两次冲服。若痰平人省，始有转机，否则不可救。

冒湿与伤湿相似，亦需分别表里，初用宣疏表湿法取其微汗，使其湿邪还表而解，毋使其由表而入于里，"君以苍术、防、秦，宣疏肌表之湿。被湿所冒，则气机遂滞，故臣以藿、陈、砂壳，通畅不舒之气。湿药颇燥，佐以甘草润之。湿体本寒，使以生姜温之"（《时病论·卷之六·拟用诸法》)。当湿邪入里，证见脘中痞闷，微热汗少，小便短赤等，不宜使用宣疏之剂，改用通利之方。

湿热当用通利州都法治之。如大便秘结，加瓜蒌、薤白，开其上以润其下。如大便未下，脉形实大有力，是湿热夹有积滞，宜本法内加元明粉、制大黄治之。

寒湿患于阳虚寒体者为多，宜以辛热燥湿法治之。毋使其酝酿成温，而成湿温之病，温甚成热，而成湿热之病；又毋使其变为痰饮，伏而不发，交冬发为咳嗽之病。

湿体本寒，寒湿可以温散；酝酿成热，热湿可以清通。惟湿温不热不寒，最为难治，断不可混湿温为湿热，理当分列湿热湿温为二门。湿温宜用清宣温化法去连翘，加厚朴、大豆黄卷治之。此病变证最多，宜临证时活法：若头痛无汗，恶寒身重，有邪在表，宜用宣疏表湿法，加葛根、羌活、神曲；倘口渴自利，是湿流下焦，宜本法内去半夏，加生薏苡仁、泽泻；如胫冷腹满，是湿邪抑遏阳气，宜用宣阳透伏法去草果、蜀漆，加陈皮、大腹皮治之；如果寒热似疟，舌苔白滑，是为邪遏膜原，宜用宣透膜原法；如或失治，变为神昏谵语，或笑或痉，是为邪逼心包，营分被扰，宜用祛热宣窍法，加羚羊角、钩藤、元参、生地；如撮空理线，苔黄起刺，或转黑色，大便不通，此湿热化燥，闭结胃腑，宜用润下救津法，以生大黄易熟大黄，更加枳壳以增加攻下效力。

霉湿非香燥之剂不能破也，拟以芳香化浊法，使其气机开畅，则上中之邪，不散而自解。若连朝风雨，人冒之者，即患身痛腰疼，恶寒发热，此邪由太阳之表，而入于少阴之里，即《黄帝内经》所谓雨气通于肾也，宜表里两解，拟二活同祛法。若兼有腹痛泄泻，再加煨葛根、木香治之。

案例 1

徽商张某，神气疲倦，胸次不舒，饮食减少，作事不耐烦劳。前医谓脾亏，用六君子汤为主，未效。又疑阴虚，改用六味汤为主，服下更不相宜。来舍就诊，脉息沉小缓涩，舌苔微白，面目隐黄。丰曰：此属里湿之证，误用滋补，使气机闭塞，则湿酿热，热蒸为黄，黄疸将成之候。倘不敢用标药，蔓延日久，必难图也。即用增损胃苓法去猪苓，加秦艽、茵陈、楂肉、鸡金治之。服五剂胸脘得畅，黄色更明，惟小便不得通利，仍照原方去秦艽，加木通、桔梗。又服五剂之后，黄色渐退，小水亦长，改用调中补土之方，乃得全愈。(《时病论·卷之六·里湿酿热将成疸证》)

按语： 此案患者本有脾虚，新感里湿，前医未利其里湿，纯以滋补，湿邪本易阻塞气机，得药之助更盛，酿而为热，将成黄疸。雷丰急则治其标，以苍术、厚朴、陈皮化湿，茯苓、泽泻利湿，并增加清热、利黄、健脾之药。待小便通畅，黄疸退去后，再以调中补土之法补益本虚。

案例 2

城东叶某，因公劳役，由远方归，觉眩晕神疲，自以为亏，先服东参、龙眼。即延医治，乃作水不涵木，木动生风论治，服药后忽倒，神识模糊，急求治于丰，诊得脉象沉小而滑。思脉沉肢冷为中气，今肢不冷者非；忽倒神昏似中风，然无口眼㖞斜者又非。推其起病之初，有眩晕神疲等证。其神疲者必因湿困于脾也；眩晕者，无痰不作也。此宿伏之痰，与新侵之湿，相搏上冲所致，斯为中湿证也。即用宣窍导痰法加竹沥、姜汁治之，三剂而神醒矣。后用六君为主，以收全效。(《时病论·卷之六"中湿误作虚风"》)

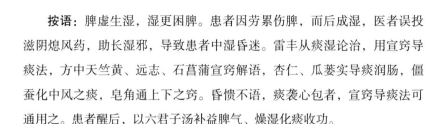

按语：脾虚生湿，湿更困脾。患者因劳累伤脾，而后成湿，医者误投滋阴熄风药，助长湿邪，导致患者中湿昏迷。雷丰从痰湿论治，用宣窍导痰法，方中天竺黄、远志、石菖蒲宣窍解语，杏仁、瓜蒌实导痰润肠，僵蚕化中风之痰，皂角通上下之窍。昏愦不语，痰袭心包者，宣窍导痰法可通用之。患者醒后，以六君子汤补益脾气、燥湿化痰收功。

案例3

钱江陆某，偶患湿温时气，延医调治，从伏暑立方，未效，来迓于丰。推其起病根由，确系湿温之病，前用一派凉剂，焉望中窾。殊不知湿为阴邪，因气机闭阻，湿邪渐化为温，而未酿热，所以凉药无功，即热剂亦无效验，非比寒湿辛散可解，热湿清利可瘥。今诊脉形，右部胜左，舌苔黄泽，胸闷汗多，发热缠绵靡已。此邪尚在气分，犹望其宣透而解，当用清宣温化法加厚朴治之。服二剂胸次稍宽，汗亦减少，惟躯热尚未退尽，继以旧法除去半夏，再加通草、蝉衣，连服三煎遂愈。(《时病论·卷之六·湿温误作伏暑》)

按语：湿温一病，多有争议，常与湿热、温病夹湿、中暑夹湿难以区分。雷丰从发病季节、治疗特点上加以区分，指出温病夹湿在春、中暑夹湿在夏，而湿温病多发于夏末秋初；寒湿可以温散，热湿可以清利，唯湿温不寒不热，最为难治。湿为阴邪，易阻气机，尚未化热之时不宜用寒凉药物，而应以宣透气机为治，用清宣温化法。此法适合湿温初起，君药连翘寒而不滞，取其清宣；杏仁温而不燥，取其温化；瓜蒌壳宣气于上，陈皮化气于中，厚朴行气燥湿，宣畅气机，佐以茯苓、半夏、甘草、佩兰、荷叶等利湿、化湿、解邪。

8. 秋燥

燥金主气，自秋分而至立冬，此时感受燥邪，则为秋燥病。

（1）因机

雷丰认为"燥令行于秋分之后"，在判断燥的寒热属性时，采纳了沈目南的观点："深秋燥令气行，人体肺金应之，肌肤干槁而燥，乃火令无权，故燥属凉，谓属热者非矣。"（《时病论·卷之六·秋燥》）雷丰弟子江诚指出："人皆知温为热，而不知燥为凉……不知四时之令，由春温而后夏热，由秋凉而后冬寒。"

（2）病证

雷丰指出："夫秋燥之气，始客于表，头微痛，畏寒咳嗽，无汗鼻塞，舌苔白薄。"燥气侵表，病在乎肺，入里病在肠胃。

（3）治法

雷丰指出："凡治初患之燥气，当宗属凉拟法。"秋燥在表宜用苦温平燥法治之。若热渴有汗，咽喉作痛，是燥之凉气，已化为火，宜本法内除去紫苏、荆芥、桂枝、白芍，加元参、麦冬、牛蒡子、浙贝母；如咳嗽胸疼，痰中兼血，是肺络被燥火所劫，宜用金水相生法去东洋参、五味子，加西洋参、墨旱莲；如腹胀，大便不行，此燥结盘踞于里，宜用松柏通幽法。燥气在表当宣散其肺，在里当滋润肠胃。

案例 1

城西戴某之女，赋禀素亏，忽患微寒微热，乏痰而咳。前医用芪皮、桂、芍，和其营卫；百合、款冬，润其干咳；西党、归身，补其气血。方药似不杂乱，但服下胸膈更闭，咳逆益勤，寒热依然不减。丰诊其脉，浮弦沉弱，舌苔白薄，此感秋凉之燥气也。即用苏梗、橘红、蝉衣、淡豉、蒌皮、叭哒、象贝、前胡。服二剂，寒热遂减，咳逆犹存，病家畏散，不敢再服，复来邀诊。丰曰：邪不去则肺不清，肺不清则咳不止，倘惧散而喜补，补住其邪，则虚损必不可免。仍令原方服二剂，其咳日渐减矣。后用轻灵之药而愈。可见有是病当用是药，知其亏而不补者，盖邪未尽故也。

（《时病论·卷之六·感受秋凉燥气》）

按语： 此案中，患者体质素亏，故前医用调和、补益药为主，但雷丰诊其燥邪在表，指出"邪不去则肺不清，肺不清则咳不止"，法当宣散表邪，用紫苏梗宣肺止咳、橘红理气化痰、蝉蜕疏散风热、淡豆豉解表宣郁、瓜蒌皮润肺化痰利气、巴旦杏仁（叭哒）润肺化痰下气、浙贝母清肺化痰、前胡降气化痰，以宣肺解表、降气化痰为治。邪未尽不可补，"倘惧散而喜补，补住其邪，则虚损必不可免"。邪去方可补正。

案例 2

云岫钱某之妹，素来清瘦，营血本亏，大解每每维艰，津液亦亏固已。迩来畏寒作咳，胸次不舒，脉象左部小涩，而右部弦劲。此属阳明本燥，加感燥之胜气，肺经受病，气机不宣，则大便益不通耳。遂用苏梗、杏仁、陈皮、桔梗、蒌皮、薤白、淡豉、葱叶治之。服二剂，畏寒已屏，咳逆亦疏，惟大解五日未行。思丹溪治肠痹之证，每每开提肺气，使上焦舒畅，则下窍自通泰矣。今照旧章加之兜铃、紫菀、柏子、麻仁，除去苏、陈、葱、豉。令服四煎，得燥屎数枚；肛门痛裂，又加麦冬、归、地、生黑芝麻，服下始获痊愈。（《时病论·卷之六·血亏液燥加感燥气》）

按语： 此案患者素来血亏液燥，复感受燥邪，肺经受病，气机不畅，故以宣发肺气之法治之。此法得自朱丹溪，名为提壶揭盖，不仅可治小溲不通，亦可治便秘。雷丰遵此法，开提肺气，兼用润下之品，上焦气机通畅，则下窍自通。程曦认为："今观书中之论治，更有表里之别焉。如秋分至立冬之候，有头痛恶寒作咳者，是燥气在表之证也，法当宣散其肺。有大便秘结而艰难者，是燥气在里之证也，法当滋润肠胃。"此案则表里同治。

9. 咳嗽

湿土之气，内应乎脾，脾土受湿，不司运化，内湿酿成痰饮，上袭于肺，遂为痰嗽病。秋末伤燥，伏而后发，则为干咳。此外还有暑咳一种，已在暑病中论述，"前之风温、风热、风寒、冒风、暑咳、秋燥，以及后之冬温条中，皆有咳嗽之证"（《时病论·卷之七·痰嗽》）。

（1）因机

雷丰指出："夫六气之邪，皆能令人咳嗽"（《时病论·卷之七·秋伤于湿冬生咳嗽大意》），"风、寒、暑、热皆能致之"，"四时都有咳嗽之病也"（《时病论·卷之七·痰嗽》）。

肺为华盖，亦为娇脏，易受邪气。雷丰指出："秋初伤湿不即发者，湿气内酿成痰，痰袭于肺而作嗽，名曰痰嗽"；"如秋末伤燥，不即发者，燥气内侵乎肺，肺失清降而作咳，名曰干咳。"（《时病论·卷之七·秋伤干湿冬生咳嗽大意》）

痰嗽病，由立秋以后，秋分以前，先伤于湿；湿气内踞于脾，酿久成痰；痰袭于肺，气分壅塞，治节无权；直待冬来，稍感寒气，初客皮毛，渐入于肺，肺气上逆，则潜伏之湿痰，随气而逆，遂成此病。

干咳病因秋分之后，先伤乎燥，燥气内侵乎肺，当时未发，交闭藏之令乃发，为金寒水冷之咳。秋燥是为燥之新邪，干咳是为燥之伏气。

（2）病证

痰嗽病脉必见弦滑，或见微紧，右寸关必较余部不调，舌苔白润，胸次不舒，痰白而稀，口不作渴，此皆秋湿伏气之见证。

干咳证咳逆乏痰，即有痰亦清稀而少，喉间干痒，咳甚则胸胁引疼，脉沉而劲，舌苔白薄而少津。

雷丰认为，四时皆有咳嗽，"如春令风温之咳，夏令暑热之咳，秋令秋燥之咳，冬令冬温之咳"。此外，按照见证，可以分为五脏六腑之咳：如胸疼喉痛为心咳，两胁下痛为肝咳，右胠痛引肩背为脾咳，喘急咳血为肺咳，腰背相引而痛为肾咳。又有小肠咳者，咳而矢气；胆咳者，咳呕苦水；胃咳者，咳而欲呕；大肠咳者，咳而遗屎；膀胱咳者，咳而遗溺；三焦咳者，腹满而不食；这些是《素问·咳论》论述的脏腑之咳。

（3）治法

因伏气咳嗽之病位在手太阴肺经和足太阴脾经，故雷丰认为治疗咳嗽时，"总之不越两太阴之治也"（《时病论·卷之七·秋伤于湿冬生咳嗽大意》）。其中痰嗽感寒而发，治宜理脾为主，渗湿化痰为佐，以加味二陈汤治之。如有恶寒发热者，再加苏梗、前胡；气喘者，加之旋覆花、苏子，当随其证而损益之。

干咳交闭藏之令自发，治宜理肺为主，润燥为佐，以温润辛金法治之。如胸胁痛者，可加旋覆花、橘络；咳逆艰难者，再加松子、款冬花。咳剧震动血络，喉痛吐红，脉转沉滑，或沉数，此燥气已化为火，当用清金宁络法治之。如咳逆气短，甚则有汗，咽喉干燥者，当用金水相生法治之。此病蹉跎失治，易延为痨损。

雷丰治疗咳嗽，主要思路如下：一开肺气，气机通畅，则邪气不能留，常用桔梗、陈皮、杏仁、瓜蒌皮、前胡等；二透伏邪，湿气未成痰之先，可以透发，对伏邪致咳多以此法，用薄荷、淡豆豉、芦根、橘红、蝉蜕等；三补脾气，既成痰之后，多用加味二陈法或六君子汤以治疗；四燥痰湿，选用苦温平燥之法，药用杏仁、陈皮、紫苏叶、荆芥穗等；五调升降，如以冬桑叶和枇杷叶配伍，调节人体气机升降。雷丰指出："夫人身之气，肝从左升，肺从右降……故佐桑叶以平其肝，弗令左升太过；杷叶以降其肺，俾其右降自然。升降如常，则咳逆自安谧矣。"（《时病论·卷之四·拟用诸法·清宣金脏法》）

案例1

南乡张某，左脉如平，右关缓滞，独寸口沉而且滑，痰嗽缠绵日久，外无寒热，内无口渴。前医用散不效，改补亦不见功。不知此证乃系伏湿酿痰，痰气窜肺而致嗽，即《经》所云"秋伤于湿，冬生咳嗽"也。当理脾为主，利肺为佐，即以制夏、化红、茯苓、煨姜、杏仁、绍贝、苏子、甘草治之。约服三四剂，痰嗽遂减矣。后循旧法出入，调治旬日而安。（《时病论·卷之七·伏湿致嗽》）

按语：雷丰治疗痰嗽，以治脾为主，渗湿化痰为佐，多以加味二陈法加减。此外，痰嗽还需与同发于冬季的冬温病相区别，冬温之病，必脉数口渴，治在肺，而痰嗽治在脾。

案例 2

城南程某，患嗽月余，交冬未愈，始邀丰诊。诊得脉形沉弱而滑，舌体无荣，苔根白腻，神气疲倦，饮食并废。丰曰：此赋禀素弱，湿袭于脾，脾不运化，酿痰入肺所致。以脾湿为病本，肺痰为病标，即先哲云：脾为生痰之源，肺为贮痰之器。治当补脾为主。程曰：风痰在肺，补之恐增其闭。即出曾服十余方，皆是荆、防、枳、桔、杏、贝、苏、前等品。丰曰：此新感作嗽之药，与之伏气，理当枘凿。即用六君加玉苏子、生米仁治之，服五剂神气稍振，痰嗽渐疏，继进十余剂，方得痊愈。（《时病论·卷之七·痰嗽补脾取效》）

按语：痰嗽之证，必须先辨明伏气和新感。雷丰弟子江诚指出："痰嗽之证，须知有新感，有伏气。新感之脉必多浮，伏气之脉必多沉。新感之嗽，必兼鼻塞声重，头痛发热；伏气之嗽而无诸证也。"治法上，凡伏湿之证，法当宣气透邪，但成痰之后需注意去湿化痰，降气渗湿。脾为生痰之源，故以人参、茯苓、白术、甘草、陈皮、半夏健脾去湿化痰，苏子降气，薏苡仁渗湿。

案例 3

古黔刘某妇，素吸洋烟，清癯弱体，自孟冬偶沾咳逆，一月有余，未效来商丰诊。阅前所用之药，颇为合理，以桑、菊、蒌、蒡、杏、苏、桔、贝等药，透其燥气之邪。但服下其咳益增，其体更惫，昼轻夜剧，痰内夹杂红丝，脉形沉数而来，舌绛无苔而燥。丰曰：此属真阴虚损，伏燥化火刑金之候也。思金为水之母，水为金之子，金既被刑，则水愈亏，而火愈炽。制火者，莫如水也，今水既亏，不能为母复仇。必须大补肾水，以平其火，而保其金。金得清，则水有源，水有源，则金可保，金水相生，自乏燎原之患。倘或见咳治咳，见血治血，即是舍本求末也。丰用知柏八味除去山萸，加入阿胶、天、麦，连进五剂，一如久旱逢霖，而诸病尽屏却矣。（《时病论·卷之七·阴虚之体伏燥化火刑金》）

按语： 雷丰治疗时病，一贯强调辨明患者体质。此案乃真阴虚损、伏燥化火刑金之候，雷丰治以金水相生之思路，补肾水，保肺金，以知柏八味除去山茱萸，加入阿胶、天冬、麦冬，增强其滋阴之功。此例不可见咳治咳、见血治血，不顾其阴虚体质。

10.伤寒

冬时即病之新感有四种，为冒寒、伤寒、中寒、冬温，其中前三者为感寒而作。春季有寒疫一种，也同此类。此外寒泻、寒痢、寒疟、寒湿等兼夹寒邪之病，已于各节中讨论。

（1）因机

冒寒、伤寒、中寒三者病因相近，皆为"交立冬之后，寒气伤人"（《时病论·卷之八·冬伤于寒大意》），未能固密，"一有不谨，则寒遂伤于寒水之经"。

冒寒之病，偶因外冒寒邪，较伤寒则轻，比中寒甚缓。伤寒伤乎六经，中寒直中乎里，惟冒寒之病，乃寒气罩冒于躯壳之外，而未传经入里，其病位在表。

伤寒之病，由冬令之寒邪，伤于寒水之经。此病发于立冬之后，寒水主政之时，一交春令，风木主政，便不可以伤寒名之。

中寒者，交一阳之后，时令过于严寒，突受寒淫杀厉之气，寒邪直中于三阴之里，有太阴、少阴、厥阴之别。

寒疫，为春应温而反寒，为寒热之病，与伤寒相似。

（2）病证

冬令受寒，有浅深之别焉，深者为中，浅者为冒。

冒寒遍体酸疼，头亦微痛，畏寒发热而乏汗，脉象举之而有余。

伤寒之为病，头疼身痛，寒热无汗，脉来浮紧。

中寒卒然腹痛，面青吐泻，四肢逆冷，手足挛踡，或昏闭身凉，或微热不渴。太阴中寒，则脘中作痛，少阴则脐腹作痛，厥阴则少腹作痛。其脉象，如沉缓中太阴，沉细中少阴，沉迟中厥阴。如果脉微欲绝，昏不知人，问之不能答，则难分经络。

寒疫乃反常之变气，初起头痛、身疼，寒热无汗，或作呕逆，人迎之脉浮紧。

（3）治法

冒寒，宜辛温解表法，不难一汗而愈。雷丰强调指出："服药之后，务宜谨避风寒，覆被而卧，俾其微微汗出而解，否则传经入里，当审何经而分治之。倘或伏而不发，来年必发为春温、风温等病，不可以不知也。"（《时病论·卷之八·冒寒》）

伤寒，宜用辛散太阳法去前胡、红枣，加紫苏、葱白治之，如体实邪盛者，仲景麻黄汤亦可用之。其传经、两感、合病、并病，及误治、变证、坏证，皆可参考仲景书所论。雷丰认为："丰尝谓凡学时病者，必须参读仲景《伤寒论》，庶可融会贯通，否则不可以言医也。"（《时病论·卷之八·伤寒》）

中寒，急宜热剂祛寒，以甘热祛寒法治之。"若寒中太阴，以干姜为君，少阴以附子为君，厥阴以吴萸为君"（《时病论·卷之八·中寒》）；吐甚加藿香、豆蔻，泻甚加苍术、木香，筋挛者佐以木瓜、橘络，呃逆者佐以柿蒂、丁香。"临证之间，切宜细辨而治，庶无贻误。"难分经络之时，方可用朱丹溪温补剂，施挽正回阳法。

寒疫，宜用辛温解表法治之。夏应热而反凉，是为非时之气，若果见证与寒疫相合，也可用寒疫之方。

案例1

濑水姜某，禀体属阳，生平畏尝热药，一日腹中作痛。比丰诊之，两手之脉皆沉迟，舌根苔白。丰曰：此寒气中于太阴，理当热药祛寒。曰：素不受热药奈何？曰：既不任受，姑以温中化气为先，中机最妙，否则再商。即以豆蔻、砂仁、吴萸、乌药、木香、厚朴、苏梗、煨姜，服之未验。复诊其脉，益见沉迟，四肢逆冷更甚。丰曰：寒邪深入，诚恐痛厥，非姜、附不能效也。虽然阳脏，亦当先理其标。即用甘热祛寒法加肉桂、白芍治之，遂中病机，腹痛顿减，脉形渐起，手足回温，改用调中，始得安适。可见有病有药，毋拘禀体阴阳，但阳体中寒，辛热不宜过剂；阴质患热，寒凉不可过投；遵《内经》"衰其大半而止"最妥。（《时病论·卷之八·阳体中寒仍用热剂而愈》）

按语：此案中患者姜某脉沉主里，迟主寒，舌根苔白有里寒，再有腹痛，乃寒气中于太阴，当用热药祛寒，但患者禀体属阳，素不受热药。雷丰先用温中化气不效，判断出必须先理其标，因寒邪深入，非姜、附不能奏效，决定用甘热祛寒法加肉桂、白芍。此法以仲景四逆汤为基础，加吴茱萸之大热，祛厥阴之寒邪，以治寒中三阴。寒淫于内，治以甘热，故以干姜、附子、肉桂大热之剂，发阳散寒，甘草散寒补中，缓干姜、附子之性，白芍止痛。此药必冷服，因寒盛于中，热饮则格拒不纳，为热因寒用之法。雷丰认为在辨证准确时，不一定要拘泥于体质，但也不得不考虑体质因素，用药中病即止，不可过剂。

案例 2

须江毛某，患伤寒之病，壮热不退，计半月来，前医当汗不汗，当下不下，调治失法，变为神昏谵语，循衣摸床，舌苔黄燥，脉来沉实，此伤寒误治之变证也。速宜攻下之剂，荡热保津，倘以硝、黄为砒鸩者，则不可救。即以大承气汤加生地、石膏，煎一大剂。午后服头煎，未见动静，薄暮服次煎，至四更时分，得硬屎数十枚，谵语渐少，手足渐定，肌肤微汗，身热退清，神识亦稍省矣。次日复邀丰诊，脉形仍实不柔，舌苔尚少津液，此余热未净也，当守原方，再服一帖。其兄恐药力太过。丰曰：必要脉象转柔，舌苔转润，里热始尽，否则余邪复聚，遂难治矣。复将原方煎服，服下又得硬屎数枚。其兄急来问曰：次煎可服否？丰曰：往诊再议。幸得脉转平缓，舌苔亦见有津，改用仲景炙甘草汤除去桂枝、姜、枣，加入柏子、茯神，连服数煎，得全瘥耳。(《时病论·卷之八·伤寒调治失法变证》)

按语： 程曦点评此案时指出，"凡治病必以脉舌为主"。神昏谵语，循衣摸床之证，必参考其脉、舌，脉见软弱、舌淡苔微者不可攻。此案患者脉来沉实，舌苔黄燥，伤寒之邪已化热，煎熬津液，必急用承气汤攻下保津。但此类变证情况复杂，不可执泥于承气汤，当辨其虚实而施以补攻。

正如《时病论·自序》所云："时有温、热、凉、寒之别，证有表、里、新、伏之分，体有阴、阳、壮、弱之殊，法有散、补、攻、和之异。"上述病证、医案，较好地体现了雷丰师法《内经》、知时论证、辨体立法的学术特点。

（二）杂病辨治

《时病论》以时病为主，也涉及少数杂病证治，最主要为类中风。

1. 类中风

雷丰根据患者发病情况和体质因素，将类中风分为虚中、气中、火中、食中、恶中、暑中、湿中、寒中八类。

（1）因机

虚中，因气虚之体，烦劳过度，清气不升，忽然昏冒；气中，为气实之人，暴怒气逆，忽然昏倒；火中，因七情过极，五志之火内发，卒然昏倒无知；食中，因过饱感受风寒，或因恼怒气郁食阻，忽然昏厥。

恶中，因登冢入庙，冷屋栖迟，邪气相侵；暑中，缘其人不辞劳苦，赤日中行，酷暑之气，鼓动其痰，痰阻心包所致；湿中，因脾胃素亏之体，宿有痰饮内留，偶被湿气所侵，与痰相搏而上冲，令人涎潮壅塞，忽然昏倒，神识昏迷；中寒者，交一阳之后，时令过于严寒，突受寒淫杀厉之气而成。

从病因病机看，仅有虚中、气中、火中三者纯系内伤病，食中有内伤因素，余下四种仍系外感时病。

（2）病证

雷丰认为，需区分真中风和类中风，真中风属外感风邪而成，类中风之虚中、气中、火中等为内伤杂病，恶中、暑中、湿中、寒中为感受暑、湿、寒等邪气而生。与真中相比，类中者无口眼㖞斜、不仁不用等证，主要症状皆为忽然昏倒。

（3）治法

类中，需针对病因病机和患者体质进行治疗。虚中治宜补气，气中治宜顺气，火中治宜凉膈，食中治宜宣消。

雷丰指出，通关散、开关散、小续命汤、三化汤、大秦艽汤、乌药顺气散、顺风匀气散、牵正散等"诸方，皆治真中之病。若东垣所谓：烦劳过度，清气不升而中者。丹溪所谓：湿热生痰，痰气上冒而中者。河间所谓：七情过极，五志之火内发而中者，此皆为类中之病，慎弗误投。"（《时病论·卷之二·备用成方》）同样，黄芪五物汤、防风黄芪汤用来治疗真中风，而非类中风，"此二方，皆用黄芪，是治气虚之体，患中风之病也，非肾虚不涵肝木，木动生风，而发眩仆之虚风可比，务宜分别而治"。

雷丰并未在《时病论》中给出类中风的具体治法、方药，亦无医案。

2. 杂病吐蛔

雷丰于《时病论·卷之八》"伤寒吐蛔"一案中指出"杂病吐蛔责于热，伤寒吐蛔责于寒"。对于杂病吐蛔并无方药论述。

3. 阴虚疰夏

疰夏一病，本属时令之火为患，每逢春夏之交，日长暴暖，忽然眩晕、头疼、身倦、脚软，体热食少，频欲呵欠，心烦自汗。因火土交旺之候，金水木有不衰，夫金衰不能制木，木动则生内风，故有眩晕头疼。金为土之子，子虚则盗母气，脾神困顿，故有身倦足软，体热食少。又水衰者，不能上济乎心，故有频欲呵欠，心烦自汗等证。

而雷丰在《时病论·卷之四》"阴虚疰夏"一案中指出，患者"脉濡且弱，毫无外感之形，见其呵欠频频，似属亏象。丰曰：此阴虚之体，过于烦劳，劳伤神气所致，所以前医滋补无妨，后医宣散有损"。患者问："头痛非外感乎？"雷丰答："非也。外感头痛，痛而不止；今痛而晕，时作时止，是属内伤。"用金水相生法去玄参、知母，加冬桑叶、稽豆衣、省头草治之，服至第三剂，诸疴皆屏。从雷丰所论此案中，似可知疰夏并非皆为外感，亦有纯属内伤而成者。

4. 燥病

雷丰在《时病论·卷之六》秋燥一节中指出："总而言之，燥气侵表，病在乎肺，入里病在肠胃，其余肝燥肾燥，血枯虚燥，皆属内伤之病，兹不立论。"

二、因人施治

雷丰在《时病论·自序》中指出"体有阴、阳、壮、弱之殊",当"审其体实体虚"辨体立法。在治疗时,需要考虑患者的体质状况,也需要考虑患者的性别、年龄、生活条件和习惯、饮食和性情等因素。此处仅以雷丰辨治妇人、老人为例,余者如阴虚、阳虚、气虚、气实、痰湿等体质者,详见前论。

(一)妇人时病

1. 证治特点

妇人由于经、胎、产的生理特点,在罹患时病之后变化复杂,需特别关注。雷丰提倡"尤当审体之虚实,病之新久,在女子兼询经期,妇人兼详胎产,如是者,则用药庶无差忒矣"(《时病论·附论·治轻证宜细心重病宜大胆论》)。

对于经期时病,雷丰在《时病论·附论·夹证兼证论》中指出:时病如遇"女子经事当行,必审其或先或后,先则为血热,宜丹栀四物之流;后则为血寒,宜香砂四物之流,此为定法。"需考虑寒热、气血状况,量其虚实,理气活血调经。兼夹证需临证圆机活法,其云:"或被寒邪所触者,即兼证也,考诸方能散寒且能调经,如香苏饮之流;若过盛者,必须先散其寒,再调其经则可矣。""医者能于如此圆变,则治夹证兼证,何难之有!"

对于妇人孕期和产后患时病,雷丰指出:"惟胎前产后用药宜慎……要之胎前必须步步护胎,产后当分虚实而治,毫厘差谬,性命攸关。"(《时病论·附论·胎前产后慎药论》)

雷丰指出:"凡治胎前之病,必须保护其胎,古人虽有'有故无殒,亦无殒也，大积大聚，其可犯也，衰其大半而止'之训，奈今人胶执'有故无殒'之句，一遇里积之证，恣意用攻，往往非伤其子，即伤其母，盖缘忽略衰其大半之文耳。"雷丰建议："莫若攻下方中，兼以护胎为妥。"雷丰特别指出，一些易伤胎的药物，在妇人孕期必须慎用。"不但重病宜慎其药，即寻常小恙，亦要留心。如化痰之半夏，消食之神曲，宽胀之厚朴，清肠之槐花，凉血之丹皮、茅根，去寒之干姜、桂、附，利湿之米仁、通、滑，截疟之草果、常山，皆为犯胎之品，最易误投，医者可不儆惧乎！"

产后诸疾，必须分辨虚实，不可虚虚，不可实实。雷丰指出："至于产后之病，尝见医家不分虚实，必用生化成方，感时邪者，重投古拜，体实者未尝不可，虚者攻之而里益虚，散之而表益虚，虚虚之祸，即旋踵矣！又有一等病人信虚，医人信补，不分虚实，开口便说丹溪治产后之法，每每大补气血，体虚者未尝不可，倘外有时邪者，得补益剧，内有恶露者，得补弥留，变证迭加，不自知其用补之咎耳。"雷丰在"夹证兼证论"一篇，指出妇人产后病常见治法，及兼夹证应对方法。其云："又如妇人产后发热，必辨其属虚属实，虚则宜补益，如加味四物之流；实则宜破瘀，如生化、失笑之流，此为定法。设被暑邪所感者，即兼证也，考诸方能清暑且治产后，如竹皮大丸之流，若过盛者，必须先清其暑，再治产后则可矣。"其反复强调："凡遇胎前产后之疴，用药勿宜孟浪，慎之慎之！"

2. 医案示例

（1）经期辨治

案例 1

云岫叶某之女，于长夏之令，忽发热便泻。前医用五苓散，略见中机，月事行来，加之归、芍，讵知其泻复甚，益加腹痛难禁，脉象右胜于左。此暑湿之邪，在乎气分，气机闭塞，不但邪不透化，抑且经被其阻。即以温化湿邪法加木香、香附、苏梗、延胡，连进三煎，经行泻止，身热亦退

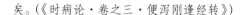

矣。(《时病论·卷之三·便泻刚逢经转》)

按语：此病由暑湿之邪阻塞气分，法当畅气以透湿、顺气以行经，用理气之方一举两得。雷丰指出："凡湿在表宜宣散，在里宜渗利，今在气分，宜温药以化之。"(《时病论·卷之三·拟用诸法》)方中藿香、豆蔻壳宣上下之邪滞，神曲、厚朴化脾胃之积湿，陈皮理其气分，苍术化其湿邪，佐生姜温中。另加香附疏肝解郁、理气宽中、调经止痛，紫苏梗理气宽中止痛，延胡索行气止痛，皆对症之药。

案例 2

城南龚某之女，先微寒而后发热，口渴有汗，连日三发，脉弦而数，舌苔黄腻。此因夏伤于暑，加感秋风，名风疟也。遂用辛散太阳法去羌活，加秦艽、藿梗治之。服二帖，疟势未衰，渐发渐晏，且夜来频欲谵语。复诊其脉，与昨仿佛，但左部之形力，颇胜于右。思仲景有云：昼则明了，夜则谵语，是为热入血室。今脉左胜，疑其血室受邪，即询经转未曾。其母曰：昨来甚寡，以后未行。此显然邪入血室之证也。姑守前方去防风、淡豉，加当归、赤芍、川芎、柴胡，服之经水复来，点滴而少，谵语亦减，惟疟疾仍然。再复其脉，左部转柔，余皆弦滑，已中病数，可服原方。幸得疟势日衰一日，改用宣透膜原法加柴胡、红枣治之，迭进三煎，疟邪遂解。(《时病论·卷之五·风疟时邪乘入血室》)

按语：雷丰曾言"凡学治时病者，必须读仲景《伤寒论》"(《时病论·附论·伤寒书统治六气论》)。此例中患者疟疾恰逢经期，《伤寒论·辨太阳病脉证并治下》云："妇人中风七八日，续得寒热，发作有时，经水适断者，此为热入血室，其血必结，故使如疟状，发作有时，小柴胡汤主之。""妇人伤寒，发热，经水适来，昼日明了，暮则谵语如见鬼状者，此为热入血室，无犯胃气及上二焦，必自愈。"张仲景所论与此案颇相似，故雷丰以小柴胡汤加减治疗。如见谵语之证，就断为邪入心包，或胃家实热，采用清、攻之法则误。

案例3

徽歙鲍某之女，闺中待字，经水素不调匀，一月两期，难免血海无热。一日忽患冬温，发热咳嗽，胸闷喉疼，天癸又至。斯时用芩、连、栀子，以却其温，实有碍乎经事。倘用归、芎、艾叶，以调其经，实有碍乎温气。细推其证，口不作渴，其邪在肺而不在胃，腹不作痛，其经因热而不因寒。古人虽谓室女莫重于调经，然今温邪告急，不得不先治标。其实清肺之方，治上而不妨下。遂用牛蒡、象贝、桔梗、射干、桑叶、薄荷、蒌皮、叭杏，青果为引。连服三剂，躯热退清，咳嗽亦衰大半，但腹内转疼，天癸滴沥靡尽。仍照原方，益以香附、泽兰，又服数煎，诸恙平复矣。(《时病论·卷之八·冬温新感适值经行》)

按语：此案患者平素因血海有热而经行先期，又新感冬温，适逢经期，调经必碍除温，祛邪则易碍经。雷丰细思患者症状，认为此时温邪正急，急则治其标，当以清肺除温为主。用牛蒡子、桔梗、蒌皮、巴旦杏仁开利肺气，桑叶、薄荷轻透表邪，佐浙贝母、射干清热利咽，以青果为使。温邪衰其大半后，再以原方加香附、泽兰理气止痛、活血调经，治其本病。

（2）孕期辨治

案例1

建德孙某之妻，怀胎五月，忽发温毒之病，延丰诊之，已发斑矣。前医有用辛温发散，有用补养安胎，不知温毒得辛温愈炽，得补养弥盛，是以毒势益张，壅滞肌肉而发为斑，其色紫者，胃热盛也，脉数身热，苔黄而焦，此宜解毒清斑，不宜专用安补。遂以石膏、芦根，透阳明之热；黄芩、鲜地，清受灼之胎；佐连翘、甘草以解毒，荷叶以升提。服一帖，身热稍清，斑色退淡，惟脉象依然数至，舌苔未见津回，仍守旧章，重入麦冬，少增参叶。继服二帖，诸恙尽退。后用清补之法，母子俱安。(《时病

论·卷之一·有孕发斑》)

按语: "温毒之病,变证极多。"(《时病论·卷之一·温毒》)雷丰指出:"盖温热之毒,抵于阳明,发于肌肉而成斑,其色红为胃热者轻也,紫为热甚者重也,黑为热极者危也,鲜红为邪透者吉也。"初宜清凉透斑,但前医误用辛温,以火济火,宜解毒清斑。但患者有孕在身,"胎在腹中,一旦被邪盘踞,攻其邪则胎必损,安其胎必碍乎邪,静而筹之,莫若攻下方中,兼以护胎为妥"(《时病论·附论·胎前产后慎药论》)。雷丰治法于清胃透热之中,加黄芩、鲜地黄护胎,在温毒透解之后再用清补之法,实践了其"胎前必须步步护胎"之论。

案例 2

三湘喻某之内,孕经七月,忽受燥气,咳嗽音嘶。前医贸贸,不询月数,方内遂批为子喑,竟忘却《内经》有"妇人重身,九月而喑"一段。医者如此,未免为识者所讥,观其方案,庞杂之至,所以罔效。丰诊其脉,弦滑而来,斯时肺经司胎,咳逆音哑,显系肺金被燥气所侵之证。宜辛凉解表法去蝉衣、淡豉,加桑叶、菊花,橄榄为引,连尝三服,音扬咳止矣。(《时病论·卷之六·妊娠燥气为病》)

按语: 通常治疗燥病用沙参、玉竹、生地黄、天冬、麦冬等,但需区分燥病的寒热性质、表里病位方可施治,此案并不适合养阴润燥治法。程曦指出:"论燥气者,首推嘉言,其次目南与鞠通也。嘉言论燥,引大易水流湿,火就燥,各从其类,乃论燥之复气也。目南所论燥病属凉,谓之次寒,乃论燥之胜气也。至鞠通论燥,有胜气复气,与正化对化,从本从标之说,可为定论。"(《时病论·卷之六·秋燥》)雷丰认为,"燥气侵表,病在乎肺,入里病在肠胃"。燥气在表当宣散肺气,燥气在里宜滋润肠胃。此病患者肺金为燥气所侵,治用辛凉解表法,药用薄荷、桑叶、菊花轻透其表,前胡宣解其风,佐瓜蒌壳、牛蒡子开其肺气,橄榄为引清肺利咽,气分舒畅，则邪气透达。蝉蜕解表疏风，可导致流产，为孕妇慎用药，雷丰去除此药，亦合其"胎前必须步步护胎""凡遇胎前产后之疴，用药勿宜孟浪"之论。

（3）产后辨治

案例 1

豫章邱某之室，分娩三朝，忽患时行寒疫。曾经医治，有守产后成方用生化者，有遵丹溪之法用补虚者，佥未中的，而热势益张。邀丰诊之，脉似切绳转索，舌苔满白，壮热汗无。丰曰：此寒疫也，虽在产后，亦当辛散为治。拟用辛温解表法去桔梗，加芎、芷、干姜、黑荆、稽豆，嘱服二剂，则热遂从汗解，复用养营涤污之法，日渐而瘳。(《时病论·卷之二·产后寒疫》)

按语： 产后气血亏虚，一般以大补气血为主。但此例患者壮热无汗、舌苔满白、寒邪为患，适用辛温解表法。二剂之后热从汗解，邪去之后再考虑患者体质情况，用养营涤污之法调理。医者需辨明患者的病性虚实与体质虚实，祛邪之后再加调补，不可一味补益，否则易闭门留寇，变生祸端。时行寒疫，辛温解表法若不见效，可以考虑使用刘松峰创制的苏羌饮，方用紫苏、羌活、防风、陈皮、淡豆豉、生姜、葱白，《时病论·卷之二》"时行寒疫"误诊为春温一案，便以此方加减获效。

案例 2

豫章邓某之室，小产后计有一旬，偶沾风痢之疾。前医未曾细辨，以腹痛为瘀滞，以赤痢为肠红，乃用生化汤，加槐米、地榆、艾叶、黄芩等药，服下未效。来迎丰诊，脉之，两关俱弦，诘之，胎未堕之先，先有便泻，泻愈便血，腹内时疼，肛门作坠。丰曰：此风痢也，良由伏气而发。亦用生化汤除去桃仁，加芥炭、防风、木香、焦芍，败酱草为引，服二帖赤痢已瘳，依然转泻。思以立有云：痢是闭塞之象，泻是疏通之象。今痢转为泄泻，是闭塞转为疏通，系愈机也。照旧方除去防风、败酱，益以大腹、陈皮，继服二帖，诸恙屏去矣。(《时病论·卷之三·小产之后偶沾风痢》)

按语： 风痢由春令伤乎风邪，风木内干，损其胃气，则上升清阳之气，反内陷而为飧泄，久则传太阴而为肠澼。此证先作泄而后作痢，脉象每见沉小而弦，腹微痛而有后重，似肠风而下清血，乃由春令之伏气，至夏而发，是属木胜土亏之候，宜用培中泻木法治之。小产之后，常法用生化汤，但此案患者感染风痢，故需在此方基础上加减运用，药用当归、川芎、干姜、甘草、荆芥炭、防风、木香、焦白芍，败酱草为引，仿培中泻木法，加活血温经药，两剂而赤痢愈，转为泄泻，原方加减续服。

案例 3

四明沈某之室，诞后将匝月以来，忽然壮热汗多，口渴欲饮。有谓产后阴虚，阳无所附；有谓气血大虚，虚热熏蒸，皆用温补之方，严禁寒凉之药。见病者忽尔尪羸，日晡发热，益信其为蓐痨，愈增热补，更加唇焦齿燥，舌绛无津。复请前二医合议，议用导龙入海，引火归原之法，不但诸证未减，尤加气急神昏，始来商之于丰。丰即往诊，两手之脉，皆大无伦，推其致病之因，阅其所服之药，实因误补益剧，非病至于此险也。沈曰：此何证也？丰曰：乃瘅疟也。此即古人所谓阴气先伤，阳气独发，不寒瘅热，令人消烁肌肉，当用甘凉之剂治之。曰：产后用凉，可无害乎？曰：有病则病当之，若再踌躇，阴液立涸，必不可救矣。即用甘寒生津法，加西洋参、紫雪丹治之。头煎服下，未见进退，次煎似有欲寐之形，大众见之，无不疑昏愦之变。复来请诊，脉象稍平，唇舌略润，诸恙如旧，但增手战循衣。丰曰：此阴阳似有相济之意，无何肝风又动之虞。仍守原章，佐以阿胶、龟板，及鸡子黄，令其浓煎温服。是夜安神熟寐，热势大衰。次早诊之，诸逆证皆已屏去，继以清滋补养，调理两月方瘳。(《时病

论·卷之五·产后瘅疟热补至变》)

按语：雷丰强调"产后当分虚实而治，毫厘差谬，性命攸关"(《时病论·附论·胎前产后慎药论》)。妇人产后失血伤津，有阴虚之嫌。此案患者阳气独发、但热不寒，不可再用温补之法，否则犯实实之误。雷丰以甘寒生津法挽救，首用生地黄、麦冬，甘寒滋腻以生津液。此证不离心肺胃三经，故以连翘、竹叶清心，沙参清肺，石膏、甘蔗汁清胃，梨汁生津。因产后高热，阴液重伤，故以西洋参益气养阴。因已见神昏之证，故以紫雪清热开窍急救。然而患者病证已重，服药后效果稍显，却增肝风内动之象，故雷丰急增养血滋阴药物，一剂见效。此后调养两月，患者方得痊愈。一般来说，产后不用凉药，但此证邪实，"有病则病当之"，当先去其邪，方可补其正，否则"姑息养奸，坐观其败"(《时病论·附论·治轻证宜细心重病宜大胆论》)。

案例 4

城东孔某之室，素来多病，其体本羸，分娩三朝，忽然头痛难忍，寒热无汗，大渴引饮，脉来浮大之象，此肌表重感秋凉，而囊伏之暑热，触动而继起矣。询知恶露匀行，腹无胀痛，生化成方，可勿用耳。即以白芷、青蒿、秦艽、荆芥、当归、川芎，加败酱草合为一剂。盖白芷为产后疏风妙药，青蒿乃产后却热最宜，秦艽、荆芥活血散风，当归、川芎生新去瘀，本草谓败酱草味苦而平，主治产后诸病。此方最稳，请服二煎，其热从汗而退。次日邀诊，脉象顿平，询之口亦不渴，惟觉神倦少眠。此伏暑已随秋凉而解，心脾被邪扰攘而亏，当守原方去白芷之香燥、荆芥之辛散，加茯神、柏子以安神，神安自熟寐矣；又加西潞、炙草以扶元，元复自强健矣。后用八珍损益，未及半月而康。(《时病论·卷之五·产后伏暑》)

按语：雷丰指出："妇人产后发热，必辨其属虚属实，虚则宜补益，如加味四物之流；实则宜破瘀，如生化、失笑之流，此为定法。"(《时病论·附论·夹证兼证论》）此案患者伏暑重感新凉，治宜清宣。诸药合用开气分，使新邪从汗解，伏气随之而去。治疗时勿拘于产后，亦时时顾及产后。邪解后再用安神、补气之药，事后用气血双补之八珍汤加减调理。

总的来说，雷丰治疗妇人时病，处处考虑到其经、胎、产等时期的生理特点，体现了"女子经事当行，必审其或先或后"，"胎前必须步步护胎，产后当分虚实而治"的基本原则，丰富了中医外感热病的证治思路。

（二）老人时病

1. 证治特点

雷丰认为，治疗老年时病，首要是顾护正气，不可妄用攻邪，否则易伤其正，"倘见病治病，罔顾其本，虚脱必难保也"（《时病论·卷之三·临证治案·高年噤口痢疾》）。

雷丰指出："如老年虚损，当分证之浅深，浅者宜六君、四物之类，深者宜固本、大造之类，此定法也。倘被风邪所客者，便为兼证，散风益虚其正，补正必关其邪，思散邪而不损正者，如参苏饮、补中益气之类；若风邪甚者，又当先散其风，风邪一解，再补其损可也。"（《时病论·附论·夹证兼证论》）雷丰治疗老年时病，主要遵循的就是上述原则。

老年时病，多本虚标实，祛邪容易戕害元气，补虚容易闭门留寇，必须扶正祛邪、攻补兼施，辨其轻重标本虚实缓急治之。雷丰扶正多从先、后天之本着手，祛邪则考虑时令气候、病位深浅、病邪轻重和患者体质等因素。

2. 医案示例

案例 1

城西马某之母，望八高年，素常轻健，霎时暴蹶，口眼㖞斜，左部偏枯，形神若塑，切其脉端直而长，左三部皆兼涩象。丰曰：此血气本衰，风邪乘虚中络，当遵古人治风须治血，血行风自灭之法。于是遂以活血祛风法，加首乌、阿胶、天麻、红枣治之，连服旬余，稍为中窾。复诊脉象，不甚弦而小涩，左肢略见活动，口眼如常，神气亦清爽矣。惟连宵少寐，睡觉满口焦干，据病势已衰大半，但肝血肾液与心神，皆已累亏。姑守旧方，除去秦艽、桑叶、白芍、天麻，加入枸杞、苁蓉、地黄、龙眼，又服十数剂，精神日复，起居若旧矣。（《时病论·卷之二·风邪中络》）

按语：老年人血气已虚，风邪易乘虚中络。前贤语"医风先医血，血行风自灭"（《妇人大全良方·卷之三·妇人贼风偏枯方论第八》），雷丰于此案中先施以活血祛风法，用鸡血藤、川芎活血，当归、白芍、何首乌、阿胶、红枣补血，秦艽、桑叶、天麻治风兼活血、滋血，橘络通络活血。当高龄患者病势已衰时，多加补肾阴阳之品，进行调补。

案例 2

徽歙程某，年届赐鸠，忽患湿温之证，曾延医治，一称伏暑，一称湿温，一称虚损，清利与补，皆未中鹄，始来商治于丰。诊其脉，虚数少神，心烦口渴，微热有汗，神气极疲，此皆湿温伤气之证也。治宜益气却邪，即以东参、麦、味、甘草、陈皮、生苡、苓、泻治之。令服数帖，热渴并减。但精神尚倦，饮食少餐，姑率旧章，佐以神、苓、夏、曲，又服数帖，日复一日矣。（《时病论·卷之六·高年湿温伤气》）

按语：湿温由湿邪踞于气分，酝酿成温，变证最多。此案患者年届七旬，体质本弱，湿温耗气伤阴，故雷丰以生脉散（人参、麦冬、五味子）益气生津为主，兼用清利除湿之药，以补正为主，祛邪为辅，不求急功，缓图收效。

案例 3

城东郑某之母，患痢两月来，大势已衰，但频频虚坐，有时糟粕脓血相杂而下，合郡诸医，延之殆尽，仍邀丰诊。脉小而涩，两尺模糊。丰曰：凡治病有先后缓急，初起之时，邪势方盛，故用宣散消导之方，今牵延六十余朝,而脾肾并累亏损者,理当进暖补二天之法,弗谓丰前后之方,相去霄壤。乃用四君、四神加银花炭、炒陈米治之。服三剂,痢已减矣,惟两足加之浮肿,此必因湿从下注,再循旧法,加生薏苡、巴戟天,连尝五剂,逐渐而痊。(《时病论·卷之三·痢久脾肾两虚》)

按语: 雷丰指出治疗时需量病之新久,痢疾初起为实,攻邪为主,久病为虚,补益为治。同时患者频频虚坐、脉小而涩皆为虚象,必须补益中焦,因患者两尺模糊,故需脾肾兼顾。雷丰此案用暖补先、后二天之法,四君子汤、四神汤合用,并用金银花炭止血,炒陈米止泻,因脾虚下利多有湿邪,故调养时加生薏苡仁。以补虚扶正为主,祛邪则随标证选药,此为雷丰老年时病治法的核心思想。

三、辨误救治

细观雷丰《时病论》一书,共有临证治案87则,而其中竟有60余例是挽救误诊失治的病案。观前代医家,金元时期刘完素、朱丹溪等纠《和剂局方》温燥药被滥用之偏,明代医家薛己、李中梓、赵献可、张介宾等则纠寒凉药物过用之偏。雷丰师法前贤,其著作亦有纠正当时医者治疗时病错误之用意。如前所述,失治误治的原因,主要是未能考察时令、体质、因机、病位、病势等因素,导致辨证、治法、药量错误等。下文以雷丰多则救误案为例,阐明雷丰辨误救治基本思路和方法。

(一)审证求因

雷丰指出,辨析时病首先要分别时令的温、热、凉、寒,辨明病因、病性、病位、病势、体质等,同时分辨其兼夹证候,方可施治。雷丰做"温瘟不同论""辟时医混称伤寒论""夹证兼证论""治轻证宜细心重病宜大胆论""胎前产后慎药论"等专篇进行论述。如《时病论·卷之三》"风痢病一误再误"案，患者因下利清血，初疑为伤损，误服草药，后被判为血痢，用止涩之品，一误再误，幸雷丰审证准确，用暖培卑监法（四君子汤合理中汤）加减挽救。

病性有寒热，体质有虚实，临证时都需准确判断。如《时病论·卷之三》"赤痢亦有属寒温补得愈"案，前医见赤痢，便以为其属热证，用芍药汤苦寒凉血，而雷丰认为患者体虚而感寒湿，改用补中益气汤加减益气健脾、温中散寒得效。

病势有轻重，病情有缓急，用药时必须细心观察。如《时病论·卷之六》"湿温化燥攻下得愈"案，患者因误治，湿温化热，热化燥，燥结阳明，雷丰拟润下救津法，虽药证相符，但服之未效。后雷丰思病势如此，证重而方缓，改熟大黄为生大黄，更加杏霜、枳壳增攻下之力，始去燥结而津液自复。

病程有新久，正邪有虚实，治疗中应当充分考虑。如《时病论·卷之五》"三疟扰伤气血补益得效"案，患者三日疟发作两三年之久，气血阴阳已经亏虚，不可再用攻邪治法，而当以补益为主。雷丰指出："治初患之疟，邪气方盛，正气未虚，可以迎其锐而击之。久患之疟，邪气深陷，正气已虚，则不可耳。故于未发用补，补其正气，正气旺，则邪自衰，不用击而疟自罢矣。"（《时病论·卷之五·临证治案·产后三疟久缠》）考虑到病程和邪正关系，雷丰用"补法于未发之先，助其气血阴阳，则邪不能胜正而自止"，药用制何首乌、党参、鳖甲、鹿角霜、干姜、附片，同时要求患者临发之日勿服，至第八剂而愈。

雷丰对伏气病的辨析尤有见地。他指出伏气病外有新邪、内有伏气，表里错综，邪气夹杂，诊治时必须辨明伏气性质。例如《时病论·卷之五》"伏暑过服辛温改用清凉而愈"一案，因为是秋季发病，天气转凉又兼阴雨，前医见患者发寒发热，就作外感风寒，用辛散风寒之药病势反增，经雷丰辨证后，发现此为伏暑病，理当先用微辛以透其表，而患者所服荆芥、防风、羌活、白芷等药过于辛温，越发劫津夺液，使得伏邪化火，金脏被刑，从而引发痰喘。再如，《时病论·卷之一》"风温入肺胃误作阴虚腻补增剧"，患者体质虚弱，故前医皆以为阴虚肺损，妄用滋腻药物，雷丰断为风温之邪，用辛凉解表法加减，先后加入芦根、天花粉、石膏、知母等收效。又如，《时病论·卷之三》"飧泄误为食泻"案，患者略知医理，腹痛而泻，自诊为食泻，治疗无效，雷丰诊得两关一强一弱，气口之脉不紧，乃肝木伏土之飧泄，治用理中汤加味以扶土泻木，切中病机。

（二）切忌误补

雷丰指出，治疗时病要给邪以出路，尤其是伏气病更应如此。因为此时新邪欲入旧邪欲出，形成交争之势；或是伏邪自发，由内泛逸于外。一旦误用温补、固涩等法，则闭门留寇，病情转危。例如，《时病论·卷之一》"春温甫解几乎误补""风温入肺胃误作阴虚腻补增剧"两则医案，皆因误用补法，固闭伏邪，使病情加重。又如，《时病论·卷之三》"风痢病一误再误"医案，因更医调治，误用止涩之药，便血虽减少，而腹痛加剧，甚至出现四肢厥冷等危重之候。

治疗时病需考虑患者体质因素，但不可一味补虚，而应分辨标本缓急，急则治其标，缓则治其本。如《时病论·卷之一》"风温误补致死"案，患者赋禀素亏，药石杂投，导致所患风温久化为火，雷丰用银翘散加减治疗，可惜患者复请原医，不顾标本缓急，仍用滋阴凉血补肺之方，加服人参、燕窝，如抱薪救火，使得温邪得补而盛，终成不起。

（三）勿过用剂

时病施药需谨慎，药味不可轻、药量不可重，轻则不中病，过则伤正气。

如《时病论·卷之一》"春温过汗变证"案，患者得春温时病，前医从伤寒论治，用荆芥、防风、羌活、独活等取汗，连用两剂，导致患者大渴饮冷，其势如狂，更医又以为火证，以黄连、黄芩、黄柏解毒为君，患者热势不解，更添神昏瘛疭。雷丰认为此乃过用辛温发汗，遂化为燥，又用苦寒遏其邪热，前医不仅用药剂量不慎，辨证亦有偏差，两误相合而害人。雷丰用犀角、连翘、川贝母、石菖蒲、羚羊角、钩藤、至宝丹等挽治得效。

再如，《时病论·卷之四》"暑温过服大寒致变"案，患者感染暑温，当用凉药，以清凉涤暑、凉解里热或清热保津等法治疗，但可惜前医小题大做，过用寒剂，以致气机得寒益闭，非但邪不能透，而反深陷于里，导致患者身热如火，四末如冰。雷丰针对药误，以热药破其寒凉，根据病情变化三次变化用药，用大顺散加减，再以清凉养阴调治成功。

（四）注意忌口

日常所食用的食物都有其性味、效用与归经，平时饮食需谨慎，不可过食生冷等，否则会导致食积、泄泻等，而成食中、食泻、伤食、风痢夹食、寒痢、水谷痢、霍乱、食疟等证。同时，某些病在服药治疗时及治愈后需忌食某些食物，因为这些食物可能会降低药效，或增加患者脾胃负担，或导致疾病复发。如外感时病脾胃多虚，需忌食油腻难消化之物，热证病患者需忌食辛辣之品以防火上浇油等。

如《时病论·卷之二》"冒风轻证不慎口食转重"案，患者感冒风邪，雷丰用微辛轻解法加杏仁、浙贝母治之，药证相应，但患者服后反而病证加重，出现鼻衄等症。雷丰复诊之后，认为此为风痰壅肺、化火劫络，询问患者昨日饮食，知其饮酒食鸡，"鸡乃关风之物，酒为助火之物"，辛燥之品煽风助火，痰火内闭，阻邪外出，病情加剧，并非用药失误。针对目前症状，雷丰改用金沸草汤加减治疗，开闭清热得效。

再如，《时病论·卷之七》"燥气刑金致使咳红"案，雷丰用清肺理燥之法治疗，同时嘱咐患者忌食煎炒之物。

（五）辟谣时俗

同时，雷丰作"辟时俗龌龊斑证论"一篇，对当时"俗医以伪混真"的恶劣医风发论辟谣，指出："吾衢土俗，凡患四时之感冒，见有发热呕吐等证，开口便云龌龊，动手便是刮揪"，"最可恶者，先服矾汤一碗，以为治龌龊之需"，"更有一种俗医，以指节括病人之身，见有一条扛起者，妄言为斑"，"其谓为蛇斑者，必令人服蜈蚣数条，取蛇畏蜈蚣之义"，"乱投草药，及至危险"。俗医这类做法，危害极为严重："既以初起之时邪，为龌龊斑证，更禁病人勿服汤药，每见轻病转重，重病转危，此皆吾衢土俗之贻害匪浅也。"故雷丰"奉劝病家，不可过信俗医而自误，则幸甚矣！"

通过上述雷丰的救误案例可以看出，雷丰强调在治疗时首先需根据时令、气候等辨其病证，明其病因、病性、病位、病势等及兼夹证，辨病辨证不可有误；其次注意邪正关系，指出治疗时病当以祛邪为主、补正为辅，切忌误补，但危重病、久病、病体虚衰时也可以补正为主；同时注意勿过用药物，以防过犹不及、损耗正气；在治疗时还需注意饮食禁忌，以防损药效、助病邪、伤病体；最后，对当时"俗医以伪混真"的恶劣医风进行批驳。雷丰记录的救误案例，对后世总结临床经验，吸取误治教训，提高辨治水平有一定价值。

雷丰

后世影响

一、历代评价 🕊

　　雷丰对时病的论述，从运气阐发、识病归类到分证治疗、立法用药，都有其独到的见解，他提倡的寒温统一之法，对中医外感病学的发展有一定贡献。

（一）学术评价

　　雷丰作《时病论》，集四时六气之病为目，列四时之病72种，提出按时分病、知时论证、辨体论治、以法统方，辨时之温、热、凉、寒，证之表、里、新、伏，体之阴、阳、壮、弱，搜集历代时病成方，化裁巧妙，切于实用，流传颇广。

　　雷丰以《黄帝内经》《伤寒论》理论为基础，参考古医书及时贤之作，加上本人临床经验，见解深刻，其"医理自得中和之道矣"。如刘国光在《时病论·刘序》中所说："衢郡雷君少逸以医学世其家……窃美其恪承先志，亟于济时，所有一切方书历览不可以数计，妙能由博返约融会圣经贤训，采其名言要诀，神明而变化之，法古不泥乎古，宜今不徇乎今。"

　　雷丰弟子江诚在《时病论·跋》中指出："夫子宗经旨为八大提纲，集名论为七二条目，按时序分新伏，立诸法备成方，并附曩治医案，有源有本，无党无偏，洵可以补先贤之未备，为后学之指南者矣。"其中"有源有本，无党无偏"八字最为切当。

　　余瀛鳌先生评价说："雷氏所拟治疗诊法，理法毕备，方治具有实效。"雷丰在《时病论》一书中，总结了时病治法60条，详述主治、药味、药量、药引、煎法等，并对立法依据和药物君臣佐使进行详解，其所拟诸法多据前人方剂灵活加减，以治法代替方剂名称，接近临床证型，且更易掌握，体现了方与法的统一性。

赵冬丽等认为，《时病论》以六气病因立论，以伏气、新感致病之机为辨病依据，明确区分伤寒、温病、瘟疫，于临床实践中灵活运用多种辨治体系，融寒温诸种外感病证治大法于一炉。该书所收外感病，主张寒温并举，不拘寒温之分，不把二者对立，避免了历来伤寒学派与温病学派的论争，全面总结了中医外感病的治疗方法和经验，推动了寒温学术统一，对中医外感病学的发展有着重要作用。

（二）医德评论

作为一名良医，其医术和医德不可偏废。雷丰认为："医者依也，人之所依赖也。"(《时病论·附论·医毋自欺论》)"医之为道，死生攸系，一有欺心，即药饵妄投，存亡莫卜，奈何济人之方，竟视作欺人之术也。"为医之人"必须志在轩岐，心存仲景，究四诊而治病，毫不自欺，方不愧为医者也。"为医者担负"苏人之困，拯人之危"的职责，当以"性命为重，功利为轻"(《时病论·附论·医家嫉妒害人论》)。

首先，医家不可有嫉妒之心。雷丰指出，当时有很多医道同行"妒心一起，害不胜言，或谣言百出，或背地破道，或前用凉药，不分寒热而改热，前用热药，不别寒热而改凉，不顾他人之性命，惟逞自己之私心，总欲使有道者道晦，道行者不行，以遂其嫉妒之意"。(《时病论·附论·医家嫉妒害人论》)患者在更换医生时，后医常肆意贬低前医，随意治疗，导致药误，雷丰指出："每见病家，患温热之病，医者投以辛凉、甘凉，本不龃龉，但服一二剂，未获深中，病者见热渴不已，心中疑惧，又换一医，且明告曾延医治，而所换之医，遂不察其病因，见前有寒凉之药，便咎前医用寒凉之害，不辨证之寒热，脉之迟数，舌苔黄白，小水清浊，竟乱投温热之方，不知温热之病，得温热之药，无异火上添油，立刻津干液涸，而变生俄倾。"热病不可用热药，寒证亦不可用寒凉药："倘前用热药，以治其寒，亦咎其用热药之害，总不辨其为寒为热，乱用寒凉之方，不知寒证服寒凉，犹如雪上加霜，立使阳亡气脱，而变在须臾，直至垂危，尚怨前医之误，可胜悼哉！"这种医界内部互相倾轧的嫉妒心理，给患者健康带来极大危害，故雷丰谨戒之。

其次，医家不可重财轻命。雷丰指出："然亦有明驳前医，暗师前法，而获效者，竟尔居功，索人酬谢。"（《时病论·附论·医家嫉妒害人论》）医者不可为多获利，顺病者之意胡乱用药："见人喜补者，遂谓虚衰；喜散者，遂云外感，畏热药者，便用寒凉；畏凉药者，便投温热，顺病人之情意，乱用医方，竟不读《灵》《素》以下诸书，全用欺人之法。"（《时病论·附论·医毋自欺论》）雷丰对此类行为加以痛斥："若此重财轻命，只恐天理难容。奉劝医者，毋怀妒忌，大发婆心，则幸甚矣！"

再次，医家应当诊法精良。雷丰指出："夫医之为道，先详四诊，论治当精，望色聆音，辨其脏腑之病，审证切脉，别其虚实而医，若此可谓毋欺也。"医生需知时、分证、辨体，"至临证之时，细分部候，知其何为浮主表病，沉主里病，迟主寒病，数主热病，何为人迎脉大之外感，气口脉大之内伤，更须望其青、赤、黄、白、黑五色之所彰，闻其角、徵、宫、商、羽五音之所发，问其臊、焦、香、腥、腐五气之所喜，以明其肝、心、脾、肺、肾五脏之病因，而用其酸、苦、甘、辛、咸五味之药饵，能如是者，何欺之有？"（《时病论·附论·医毋自欺论》）

最后，医家必须治法精当。雷丰推崇孙思邈"胆欲大而心欲小"之论，指出："治初起之轻证，必须细心"，否则会使"轻浅之病，日渐延深"，"所谓狐疑鼠首者，亦误事也"；而"垂危之重证，必须大胆"，如此"则沉疴庶有挽救矣"，否则就是"姑息养奸，坐观其败"（《时病论·附论·治轻证宜细心重病宜大胆论》)。雷丰指出："惟其一种庸流，欺人妄诞，见病人有寒热者，一疑其为外感，欺病家不知诊法也，不别其脉之虚实，而浪投发散之剂。又见病人有咳嗽者，一疑其为虚损，欺病家不谙医理也，不辨其体之强弱，而恣用补益之方。至于五色五音五气，一概不知审察，焉能明其五脏之病，而用其五味之药乎？如是者，不独欺人，实为自欺。"(《时病论·附论·医毋自欺论》)

从《时病论》所举的临证治案来看，既有成功的治疗经验，亦有失败的教训，体现了雷丰实事求是的精神。雷丰对治疗失误的案例认真分析总结，对无法治愈的病证也及时告诉病家。前者如《时病论·卷之三》"风痫病一误再误"案，患者前后两次用药失误，雷丰第一次治疗也未能见效，最终用暖培卑监法加减切中病机，复用补中益气方获全安。后者如《时病论·卷之五》"疟母攻破致死"案，雷丰诊患者脉沉小而涩，乃攻破太猛，正气受伤之候，证弗易治，告诫其兄，后患者果一病不起。程曦点评此案指出："古人谓不服药为中医，诚哉是言！历见因病致死者少，因药致死者多，若此病是药速其亡也。"雷丰救治与不治的这些案例，对于今日业医者都有借鉴意义。

清末朱联芳曾有《题雷少逸〈时病论〉》，赞誉雷丰仁心仁术、德技双馨，其诗云："评论高超见地真，垂将妙术寿期民。儒家贤圣僧家佛，只尽中心一片仁。读罢全书系所思，阴阳调剂妙因时。相逢尽是鸢鱼趣，此乐还期共领之。"

二、学派传承

雷丰受业于父雷逸仙，雷逸仙之师为新安医家程芝田。雷丰将其祖师、父亲手稿搜集、整理，作为课徒之用，如将先君方案中"论时病者，悉以授之从学程曦、江诚"（《时病论·自序》），以及其子雷大震。

雷丰祖师程芝田家世代以岐黄为业，其本人熟读中医经典，尤遵崇仲景，博览群书，取各家之长，融会贯通。他悬壶衢州时，衢人曾绘《杏林春色图》赠之，将其比作汉代名医董奉。雷逸仙去世后，雷丰在搜集雷逸仙方案遗稿的过程中，巧得程芝田遗著《医法心传》，遂自行校勘，并请好友刘国光作序，于光绪十一年（1885）将该书刊行。此书中对伤寒、温疫、痢疾、痘科等论述颇详，近人谢观称赞其"持论颇通达"。

雷逸仙（？—1862），为雷丰之父，逸仙为其号。雷丰称自己的父亲博学多才，尤其文采斐然。《时病论·自序》云："丰先君别署逸仙，好读书，喜吟咏，尝与武林许孝廉叶帆、龙邱佘孝廉元圃、徐茂才月舫酌酒赋诗，迭相唱和，著有《养鹤山房诗稿》，既而弃儒，从程芝田先生习岐黄术，遂行道龙邱。"据雷丰记载，雷逸仙"晚年曾集古人诸医书，汇为四十卷，名曰《医博》，又自著《医约》四卷，书中多有发前人之未发者，同人借抄者众，无不称善。"可惜这些书稿都在战乱中亡佚，后"仅留方案数百条，皆随侍时见闻所录"。后龚香圃编有《逸仙医案》出版，为《近代中医珍本集·医案分册·下编》收载。

得雷丰亲传者，有其子雷大震和弟子程曦、江诚等。据《时病论·跋》，程曦自署为"受业门人新安程曦锦雯"，新安为其籍贯，锦雯为其字；江诚自署为"受业门人盈川江诚抱一"，在《医家四要》中署名为"三衢江诚抱一甫"，江诚里籍为衢州，字抱一。

程曦和江诚，都参与了雷丰《时病论》的修订工作，在《时病论》刊本中留下多处按语及跋，展现了他们的学术水平。如程曦论秋燥当分表里、江诚论燥为凉等。此外，他们还同雷丰之子雷大震（字福亭）一起，编纂了《医家四要》一书，共四卷。其言"雷君少逸，以医世其学。其尊人逸仙先生方案遗稿，及少逸《时病论》，余既已序而行之，兹又得其门下士程生锦雯、江生抱一，与少逸喆嗣福亭，共纂《医家四要》一编，即脉诀、病机、汤方、药性四类。盖各掇少逸平日选读之书，别类分门，括歌汇赋，以共成是编也"（刘国光《医家四要·序》）。

雷丰外孙龚香圃（1892—1987），原名时瑞，别号"六一子"，14岁自学《药性赋》《汤头歌诀》等书，17岁在父亲指导下攻读外祖父雷丰名著《时病论》，及《医家四要》，后成为儿科名家，兼治妇科，编著有《医约补略》《雷逸仙医案》《麻科证治》等，传承了雷氏学术。

学术传承脉络：程芝田→雷逸仙→雷丰→雷大震、程曦、江诚→龚香圃。

三、后世发挥

陈莲舫、何筱廉等清末民初的名医，对雷丰时病学术有所继承和发扬，著有《加批时病论》《增订时病论》等。陈莲舫，名秉钧，号乐余老人、庸叟，其《加批时病论》在《时病论》的后续著作中影响最大，所批之词多能一语中的，现存有1923年上海广益书局石印本。何筱廉，字光华，其《增订时病论》成书于1925年，何氏在《时病论》基础上重加按语，并新增陆晋笙《新编雷氏六十法歌诀》，现存1936年上海大东书局铅印本。

雷丰学术思想与临床经验的现代运用，十分广泛深入。有医家直接运用雷丰治法。如巴坤杰用"清凉涤暑法"治疗时病高热；李幼昌运用"治乱保安法"治疗急慢性消化系疾病，在临床上见有呕吐泄泻、脘腹疼痛之证，依雷丰辨证按偏风、偏寒、偏暑，病位在上、在中、在下，随证加减论治；沈炎南用"调中开噤法"加减治疗噤口痢等；杜勉之用"芳香化浊法"治疗夏季多种急、慢性疾病而兼湿浊者，包括湿浊头痛、吐利腹痛、暑秽神昏；用"清凉涤暑法"治夏秋季多种急性热病，包括暑湿泄泻、暑袭肺卫、伏暑化火、暑痢发热；戴昌明用"辛凉解表法"治疗咽痛喉痹和声音嘶哑；沈宗国运用"清宣金脏法"治疗外感咳嗽。

也有医家扩展了雷丰时病治法的用途。如承忠委运用治暑风的"清离定巽法"，来治疗舌麻颤动、双手震颤、眩晕、癫痫、荨麻疹等，将"暖培卑监法"广泛用治多种消化道及泌尿道疾病，包括胃痛、呕吐、腹泻、便血、黄疸、浮肿、白浊等。又如，雷丰"通利州都法"本用以治疗泻痢，但因本方有渗利膀胱、通调水道之功，故李幼昌尝试以其治疗五淋、癃闭、水肿一类疾病，他还指出"培中泻木法"不仅可治泻痢腹痛等疾，还可治疗肝脾不调、血失统藏所致消化道出血、紫癜等诸多病证等。

综上所述，雷丰以《素问·阴阳应象大论》"冬伤于寒，春必病温；春伤于风，夏生飧泄；夏伤于暑，秋必痎疟；秋伤于湿，冬生咳嗽"八句经旨为纲领，从"知时论证，辨体立法"八字入手，强调因时因人辨证治疗，列四时之病72种，治法60种，备用成方104首，附医案87则，提出依时分病、知时论证、辨体论治、以法统方，治时病重视宣达透邪、顾护津液，较为全面地总结了中医外感病证治理论。

雷丰在辨证中强调要知时论证，注意运气情况，辨别了四时各种新感病证和伏邪病证，指出新感疾病感而即发，伏气疾病则虚处留邪、伏而后发；辨体立论，因人制宜，注意对特殊体质尤其是体虚患者的证治；并以四时病种为目，对比分析了伤寒、温病、瘟疫、湿病等，区分疾病轻重，探究病证转归。

雷丰针对病因病机，随时病之常变立法，以法代方。其治疗伏气注重里证，注意给邪以出路，祛邪兼顾扶正。其治疗新感病证，区分轻重浅深，辨别兼夹邪气，针对时令、因机、症状、体质拟定治法。其治法思路大略有脏腑论治、气血论治、表里分治、虚实分治、津液论治、从痰论治等。

雷丰拟用诸法，多在前人方剂基础上，结合个人经验化裁而成。他采辑了《伤寒论》《千金方》《太平惠民和剂局方》等，以及严用和、刘完素、张元素、张从正、李东垣、王好古、朱丹溪、陶华、张景岳、刘松峰、吴鞠通等医家方剂，共 104 首，对其主治、组成、方源、方解及加减法都进行了详细论述。从用药特点看，雷丰多考虑时令因素，擅长分时用药，以顺应天地自然的变化。他选药精当、配伍合宜，擅用宣表、清透、扶正、养阴之药。

《时病论》中的临证治案轻重并收，使医者知防微杜渐，其中有 60 余例是挽救误治的病案。雷丰认为失治误治的原因，主要是未能考察时令、体质、因机、病位、病势等因素，导致辨证、治法、药量错误等。

雷丰拥有高尚的医德。他指出医生的医术和医德不可偏废，应当诊法精良、治法精当，而不可有嫉妒之心，更不可重财轻命。《时病论》记录的临证治案，既有成功的治疗经验，亦有失败的教训，体现了他实事求是的精神。

雷丰在《时病论·附论·治时病常变须会通论》中指出："拙著已告竣矣！首先论证，其次立法，其次成方，又其次治案，医者能于此熟玩，自然融会贯通。弗执定某证之常，必施某法，某证之变，必施某法，临证时随机活法可也。"医道之难，在于"知时论证，辨体立法"八字。笔者不揣浅陋，概述雷丰学术思想，希冀其时病理论、临证经验、医德医风等能进一步发扬光大，福荫后人。

雷丰

参考文献

［1］清·雷丰.时病论［M］.方力行整理.北京：人民卫生出版社，2007.

［2］清·雷大震，江诚，程曦.医家四要［M］.太原：山西科学技术出版社，2012.

［3］薛清录.全国中医图书联合目录［M］.北京：中医古籍出版社，1991：146–147.

［4］陆拯.近代中医珍本集·医案分册［M］.杭州：浙江科学技术出版社，2003：609–695.

［5］黄帝内经·素问［M］.田代华整理.北京：人民卫生出版社，2005.

［6］赵冬丽.《时病论》学术思想及方剂用药特点研究［D］.哈尔滨：黑龙江中医药大学，2008.

［7］陈照.雷少逸医案［J］.浙江中医杂志，1959，4（10）：40.

［8］卢世浩.沈炎南医案［J］.广东医学，1963，（3）：32–33.

［9］沈仲圭，陆文彬.雷少逸论治温病之研讨［J］.新中医，1979，（4）:1–4.

［10］沈仲圭，陆文彬.雷少逸用药法初探［J］.广西中医药，1980，3（4）：1–3.

［11］王慰农.雷少逸轶事［J］.浙江中医杂志，1981，6（1）：21.

［12］陆文彬.对雷少逸论治湿病之研讨［J］.吉林中医药，1982,2（2）:9–11.

［13］张觉人.雷少逸治疗老年时病思想简析［J］.辽宁中医杂志，1982，9（7）：11–12.

［14］杜勉之.雷氏芳香化浊法的临床辨证鉴别运用［J］.中医杂志，1982，23（7）：53，26.

［15］郭振球.雷丰《时病论》的学术成就［J］.福建中医药，1983（1）：

50-52.

[16]黄兆强，雷家华，黄孝周.程芝田和《医法心传》[J].安徽中医学院学报，1983，3（3）：29.

[17]仝小林.雷少逸学术特点初探[J].皖南医学院学报，1984，3（2）：46-48.

[18]杜勉之.雷氏清凉涤暑法的临床应用[J].江苏中医杂志，1984，5（3）：18-19.

[19]张灿玾.《甲乙经》《温疫论》《寒温条辨》《时病论》介绍[J].中医杂志，1984，25（4）：65-66.

[20]何永祥.略论《时病论》的学术特色[J].河南中医，1984，4（5）：13-14.

[21]仝小林.评雷少逸学术思想[J].云南中医中药杂志，1985，6（2）：8-10.

[22]陶云卿.试论雷丰《时病论》[J].浙江中医杂志，1985，20（5）：237.

[23]孔凌志，张凤立.谈雷少逸治暑立法特点[J].江苏中医杂志，1985，6（7）：37-38.

[24]郁觉初.雷少逸学术思想初探[J].福建中医药，1986，17（3）：6-7.

[25]胡学刚.通利州都法治疗小儿腹泻[J].四川中医，1986，4（3）：23.

[26]陈承施.试论雷丰的医德修养[J].福建中医药，1986，17（6）：6.

[27]柴乐易.宣透膜原法运用浅识[J].四川中医，1986，4（8）：9.

[28]沈钦荣.雷少逸治时病特色[J].上海中医药杂志，1986，20（10）：10-11.

[29]盛增秀，王英.雷丰《时病论》的温热观[J].陕西中医，1986，7（12）：552-553.

[30]胡学刚.雷氏治乱保安法治疗急性胃肠炎[J].四川中医，1987，5（1）：25-26.

[31] 刘心德.《时病论》救误辨析［J］.北京中医杂志，1987，6（4）：40-41.

[32] 王发渭.衢州名医雷丰学术特点窥探［J］.浙江中医学院学报，1987，11（5）：36-38.

[33] 姜国峰，邓启源.应用雷氏法治泄泻［J］.福建中医药，1988，19（4）：33-34.

[34] 付灿鎏.雷少逸《时病论》的学术特点［J］.成都中医学院学报，1988，11（4）：5-8.

[35] 王发渭.雷丰临证辨误挽治案浅析［J］.辽宁中医杂志，1988，15（5）：31-32.

[36] 唐章全.雷少逸治湿法浅析［J］.四川中医，1988，6（6）：4-5.

[37] 詹基础.《时病论》治暑四法的临床应用［J］.浙江中医杂志，1988，23（7）：296-297.

[38] 马继松.承忠委老中医应用暖培卑监法的经验［J］.江苏中医，1988，9（8）：1-3.

[39] 柴中元.浅谈《时病论》辛温解表法治温病之合理性［J］.天津中医学院学报，1989，9（3）：27-30.

[40] 翁宜峰.《时病论》之神昏证治浅析［J］.福建中医药，1989，20（4）：9-10.

[41] 马继松，田爱华，承选生，等.承忠委老师运用清离定巽法的经验［J］.吉林中医药，1989，8（4）：8-10.

[42] 柴中元.《时病论》辛温解表法治温病之检讨［J］.北京中医学院学报，1990，13（3）：21-22.

[43] 承忠委，马继松，彭绍荣.雷少逸治泻、痢探析［J］.中医杂志，1990，31（5）：58-59.

[44] 伍鸿基.浅析《时病论》用温热药治疗暑病的经验［J］.上海中医药

杂志，1990（8）：44-46.

［45］秦玉龙.雷少逸治疗女子时病的经验［J］.天津中医学院学报，1991，10（4）：35-39.

［46］黎忠民，刘秀君.试探《时病论》的制方用药特点［J］.四川中医，1992，10（1）：8-9.

［47］彭述宪.《时病论》凉解里热法的临床运用［J］.安徽中医学院学报，1993，12（3）：35-36.

［48］韦艾凌.《时病论》的泄泻辨治特点探讨［J］.湖南中医学院学报，1994，11（1）：15-16.

［49］张慧.清凉涤暑汤加减治疗伏暑10例［J］.实用中医药杂志，1994（2）：34.

［50］郑日新，巴执中，肖金.巴坤杰论清凉涤暑法及其清热作用［J］.中国中医急症，1994，3（5）：226.

［51］戴昌明.雷氏辛凉解表法治验一得［J］.江西中医药，1994，25（6）：35.

［52］焦扬.雷少逸论治四时咳嗽经验［J］.浙江中医杂志，1995，30（2）：77-78.

［53］何耀荣，覃道勋，刘静涛.试论《时病论》的写作特点及学术成就［J］.湖南中医杂志，1995，11（3）：44-45.

［54］朱骏骁.雷少逸辨治泄泻初探［J］.浙江中医学院学报，1996，20（2）：33.

［55］郑峰.沈宗国运用"清宣金脏法"治疗外感咳嗽经验［J］.福建中医药，1996，27（6）：7.

［56］梁苹茂.雷氏芳香化浊法治疗Ⅱ型糖尿病临床观察［J］.天津中医，1997，14（4）：157-158.

［57］林慧光.雷少逸治妇人时病特点初探［J］.福建中医学院学报，1997，

7（3）：38-40.

［58］盛燮荪，杨楣良.雷少逸《灸法秘传》述略［J］.浙江中医杂志，1997，
32（8）：372.

［59］黄斌，谢秋芳.清凉涤暑法治湿热感冒97例［J］.江西中医药，
1998，29（5）：18.

［60］胡振义，熊楠华.试论雷少逸学术思想及其治温经验［J］.江西中医
药，1999，30（6）：47-48.

［61］管生昊.雷丰时病治法初探［J］.浙江中医杂志，1999，34（11）：
468-469.

［62］刘兰林，黄金玲，黄安宁.《时病论》外感病观初探［J］.中国医药学
报，2000，15（5）：12-15.

［63］徐兴泽.霉湿病探微［J］.江苏中医，2000，21（5）：3-5.

［64］杨阿芬.芳香化浊法的临床应用举隅［J］.福建中医药，2000,31（6）：
39-40.

［65］邹家宁.清宣金脏法治疗暑咳65例［J］.学会月刊，2001（10）：48.

［66］向宏.清宣金脏法治疗小儿咳嗽60例［J］.实用中医内科杂志，
2002，16（4）：208-209.

［67］朱骏骁.雷少逸辨治湿证探析［J］.安徽中医临床杂志，2002,14（4）：
222.

［68］杨雪梅.《时病论》与脏腑辨证［J］.天津中医药，2003，20（1）：
38-41.

［69］刘景源.温病学的形成与发展及文献版本源流（四）［J］.中医教育，
2003（3）：66-67.

［70］金淑琴.雷丰诸法诸方杂病治验［J］.山东中医杂志，2003，22（4）：
247-248.

［71］余瀛鳌.清以前温病温疫十大名著选介［J］.中国中医基础医学杂志，
　　　　2003，9（9）：64-65，68.

［72］李建梅.从《时病论》看雷少逸辨治疟疾特点［J］.江苏中医药，
　　　　2004，25（1）：8-9.

［73］葛喜贵.雷丰《时病论》学术思想初探［J］.中国中医药杂志，2004，
　　　　2（1）：16.

［74］康凤河.雷丰学术思想探讨［J］.天津中医药，2004，21（1）：50-52.

［75］林智辉，赵聚山.《时病论》治法探究［J］.南京中医药大学学报，
　　　　2004，20（6）：337-338.

［76］朱晓青.用雷少逸清宣温化法治湿温久烧不退20例［J］.四川中医，
　　　　2004，22（11）：52.

［77］朱骏骁.雷少逸辨治"四中"述要［J］.江西中医药，2004，35（11）：
　　　　19-20.

［78］钟有森.读《时病论》治轻证宜细心重病宜大胆论后感［J］.江西中
　　　　医药，2005，36（2）：60-61.

［79］罗珊珊.李幼昌培中泻木法临床应用总结［J］.云南中医中药杂志，
　　　　2005，26（2）：7-8.

［80］李留霞，唐瑞.浅析雷少逸辨治痢疾的学术思想［J］.河南中医，
　　　　2005，25（7）：19.

［81］谢季祥.《时病论》语言研究［J］.浙江中医杂志，2005，40（8）：
　　　　323-325.

［82］杨家茂，黄细英.雷丰《时病论》高热治法探析［J］.福建中医学院
　　　　学报，2006，16（1）：52-54.

［83］罗珊珊.李幼昌运用雷少逸法诊治常见多发病经验［J］.辽宁中医杂
　　　　志，2006，33（10）：1239-1240.

［84］朱骏骁.雷丰辨治"四伤"探析［J］.中医杂志，2007，48（2）：187-188.

［85］朱骏骁.雷丰辨治"四冒"述要［J］.中华中医药学刊，2007，25（3）：447-448.

［86］鞠煜洁，苏颖.论雷少逸时病辨治特色［J］.长春中医药大学学报，2007，23（5）：1-2.

［87］万亚雄.张士卿教授治疗小儿多发性抽动症的经验［J］.中医儿科杂志，2007，3（6）：3-5.

［88］宋咏梅，张思超.《时病论》及其主要学术特点［J］.山东中医杂志，2007，26（9）：654-655.

［89］钟晓兰.《时病论》学术思想解析［J］.中华实用中西医杂志，2007，20（23）：2089-2090.

［90］黄庆放，黎忠民.《时病论》论治时令湿病经验探析［J］.四川中医，2008，26（3）：49-50.

［91］刘纳文.《时病论》学术思想初探［J］.河北中医，2008，30（3）：315-316.

［92］夏晨.《时病论》创新点探析［J］.浙江中医杂志，2008，43（6）：316-317.

［93］刘纳文，吴月芹.浅析《时病论》对湿邪病证的辨证论治［J］.山西中医，2008，24（6）：1-2.

［94］茅晓.雷少逸"霉湿"论及其临床应用探讨［J］.山西中医，2008，24（8）：1-3.

［95］刘纳文.雷少逸辨治四时咳嗽特色浅析［J］.中医杂志，2008，49（8）：763-764.

［96］杨向东，赵向东，姚伟.《时病论》防治瘟疫方药特色研究［J］.吉林

中医药，2008，28（10）：772-773.

［97］李大卓．浅析雷丰论治泻痢救误心法［J］．浙江中医杂志，2009，44（1）：18.

［98］余达，杨坤．雷少逸《时病论》透邪思想浅析［J］．江西中医学院学报，2009，21（2）：6-7.

［99］俞宜年，林慧光．芳香化浊法小识［J］．中医药临床杂志，2009，21（3）：240.

［100］苏颖，鞠玉洁，李霞．清代四部温病著作防治温疫方药规律研究［J］．辽宁中医杂志，2009，36（7）：1111-1112.

［101］王雅滨，杨阳，黄晓华，等．时行疫疠之辨痰论治探讨［J］．中国中医基础医学杂志，2009，15（12）：903.

［102］柳亚平．《时病论》对《内经》学术思想的继承与发扬［C］．成都：中华中医药学会第十二届全国内经学术研讨会学术论文集，2012：481-485.

［103］王亚晗，王兴臣．论雷氏透达膜原法治疗湿疟［J］．中医药通报，2014，13（2）：19-20.

汉晋唐医家（6名）

张仲景　王叔和　皇甫谧　杨上善　孙思邈　王　冰

宋金元医家（18名）

钱　乙　成无己　许叔微　刘　昉　刘完素　张元素
陈无择　张子和　李东垣　陈自明　严用和　王好古
杨士瀛　罗天益　王　珪　危亦林　朱丹溪　滑　寿

明代医家（25名）

楼　英　戴思恭　王　履　刘　纯　虞　抟　王　纶
汪　机　马　莳　薛　己　万密斋　周慎斋　李时珍
徐春甫　李　梴　龚廷贤　杨继洲　孙一奎　缪希雍
王肯堂　武之望　吴　崑　陈实功　张景岳　吴有性
李中梓

清代医家（46名）

喻　昌　傅　山　汪　昂　张志聪　张　璐　陈士铎
冯兆张　薛　雪　程国彭　李用粹　叶天士　王维德
王清任　柯　琴　尤在泾　徐灵胎　何梦瑶　吴　澄
黄庭镜　黄元御　顾世澄　高士宗　沈金鳌　赵学敏
黄宫绣　郑梅涧　俞根初　陈修园　高秉钧　吴鞠通
林珮琴　章虚谷　邹　澍　王旭高　费伯雄　吴师机
王孟英　石寿棠　陆懋修　马培之　郑钦安　雷　丰
柳宝诒　张聿青　唐容川　周学海

民国医家（7名）

张锡纯　何廉臣　陈伯坛　丁甘仁　曹颖甫　张山雷
恽铁樵